基于资源配置视角的
初级医疗体制改革研究

黄　滢　傅新红

邹炳文　李珊珊／著

JIYU ZIYUAN

PEIZHI SHIJIAO

DE

CHUJI YILIAO

TIZHI

GAIGE YANJIU

U0384392

四川大学出版社

项目策划：蒋　玙
责任编辑：蒋　玙
责任校对：胡晓燕
封面设计：墨创文化
责任印制：王　炜

图书在版编目（CIP）数据

基于资源配置视角的初级医疗体制改革研究 / 黄滢
等著 . — 成都：四川大学出版社，2019.11
　　ISBN 978-7-5690-3174-4

　　Ⅰ . ①基… Ⅱ . ①黄… Ⅲ . ①医疗保健制度—体制改
革—研究—中国 Ⅳ . ① R199.2

　　中国版本图书馆 CIP 数据核字（2019）第 253996 号

书名	基于资源配置视角的初级医疗体制改革研究
著　者	黄　滢　傅新红　邹炳文　李珊珊
出　版	四川大学出版社
地　址	成都市一环路南一段 24 号（610065）
发　行	四川大学出版社
书　号	ISBN 978-7-5690-3174-4
印前制作	四川胜翔数码印务设计有限公司
印　刷	郫县犀浦印刷厂
成品尺寸	170mm×240mm
印　张	10.5
字　数	224 千字
版　次	2019 年 12 月第 1 版
印　次	2019 年 12 月第 1 次印刷
定　价	42.00 元

◆ 读者邮购本书，请与本社发行科联系。
　电话：(028)85408408/(028)85401670/
　(028)86408023　邮政编码：610065
◆ 本社图书如有印装质量问题，请寄回出版社调换。
◆ 网址：http://press.scu.edu.cn

四川大学出版社
微信公众号

前　言

　　本书通过寻求初级医疗体制应当如何配置医疗资源及其理论依据，为我国初级医疗体制的构建寻找突破方向。我国初级医疗体制是否合理，至今理论上没有完整的解释，这在一定程度上影响了我国分级医疗体制的构建。本书针对这一学术难题，创造性地阐述了医疗资源配置的金字塔结构原理，解决判断分级医疗体制特别是初级医疗体制是否合理配置以及怎样合理配置医疗资源的问题。

　　首先，本书系统阐述了医疗资源配置的金字塔结构原理，主要由疾病发生的金字塔结构、医疗需求的金字塔结构和医疗体制供给的金字塔结构三个分布规则组成。其中，存在两次响应关系，第一次响应是疾病发生的金字塔结构和医疗需求的金字塔结构（简称"两个金字塔规则"）作为客观存在，要求医疗资源配置对其的响应，这是客观需要；第二次响应是医疗体制对医疗资源配置响应两个金字塔规则的客观需要的响应。医疗资源配置是否响应两个金字塔规则取决于医疗体制，而医疗体制是社会存在，其中包含人的意志，所以医疗体制可能对前述客观需要存在响应或不响应两种状态。如果医疗体制未响应医疗资源配置响应两个金字塔规则的客观需要，则使医疗资源配置不够合理，这就需要对医疗体制进行改革，需要进行医疗制度创新，消除体制改革障碍，实现医疗体制的合理布局。医疗资源配置的金字塔结构原理为医疗体制供给的合理化提供了理论依据，尤其为初级医疗体制为何改革和如何改革提出了理论解释。

　　医疗体制供给的空间形式即分级医疗体制。根据医疗资源配置的金字塔结构原理，合理的医疗体制供给应是以初级医疗体制为主体的金字塔结构，具体表现为：第一，初级医疗体制的分级比重在分级医疗体制中占主体地位，初级医疗资源配置的空间密度最高；第二，全科医生为初级医疗服务主要提供者，专科医生不提供或基本不提供初级医疗服务，基本建立全科医生"守门人"制度；第三，初级医疗体制设计应实现空间分布高密度、单位数量人口均匀分布、地理位置深入社区。

其次，本书以英国和法国的初级医疗体制的实践来检验医疗资源配置的金字塔结构原理。从数据指标来看，英国初级医疗体制很好地遵循了金字塔结构原理，其分级医疗体制实现了典型的金字塔结构，医疗资源配置效率最高，医疗资源配置相对最合理。法国初级医疗体制基本遵循了金字塔结构原理，其分级医疗体制基本实现了金字塔结构，局部金字塔结构特征较弱。从英国、法国的初级医疗体制的发展和改革来看，总体上存在不同程度的符合医疗体制供给的金字塔结构的趋势，如果医疗体制的实践偏离或违背金字塔结构原理，就会产生不利影响，如医疗费用飞涨、医疗配置效率降低、公民接受医疗服务的公平程度下降。世界卫生组织从各国的实践经验中总结出"任何国家的医疗卫生体制都应转为以初级医疗为主"的医疗体制发展方向，并向全世界推广。

再次，本书以金字塔结构原理和初级医疗体制的合理性标准对我国初级医疗体制实践进行判断，指出我国初级医疗体制构建存在的问题。我国分级医疗体制总体呈现倒金字塔结构，医务人员、医疗设施、医疗费用等的配置比例呈倒金字塔分布，未实现"全科下沉、专科上升"的医疗资源配置，全科医生在初级医疗层级占比少、作用小，偏离了金字塔结构原理。因此，我国初级医疗体制中的医疗资源配置不够合理，表现为医疗配置效率较低、医疗费用上涨、医保支付体系风险增大等。分析问题根源，主要是我国初级医疗体制设计不遵从金字塔结构分布规律；未从西方国家实践中获得正确认识；行政化色彩强烈，未完全脱离行政配置医疗资源；未构建竞争性服务供给主体结构，未完全实现筹资购买者和提供者分离；未实现供需双方平等主体地位的构建；未形成全科医生"守门人"制度。

最后，根据金字塔结构原理和从英国、法国初级医疗体制实践经验中获得的启示，针对我国初级医疗体制存在的问题，提出我国初级医疗体制改革的根本方向和总体思路。初级医疗体制改革的根本方向是赋予初级医疗体制配置大多数医疗资源的功能。改革总体思路：第一，形成医疗体制供给以初级医疗体制为主体的金字塔结构；第二，创新初级医疗保障制度，调节服务供需双方行为；第三，引导建立全科医生"守门人"制度；第四，构建竞争性服务供给主体结构，实现筹资购买者和提供者分离；第五，构建供需双方平等主体地位，引导医疗保险基金发挥"代理人"作用；第六，形成医药分业、价格干预的基层药品供应保障制度；第七，国家实行初级医疗资源卫生规划，建立初级医疗资源配置监测机制。

本书获得四川省科技厅重点研发项目（项目编号：2017SZ0057）部分资

助。在本书的研究和写作过程中，参阅了国内外大量文献资料，得到了很多领导、同事和朋友的帮助，在此一并表示感谢。

由于著者水平和条件所限，书中谬误在所难免，恳请专家和同仁批评指正。

著 者

2019 年 2 月

目　录

第1章 概 论

1.1 研究背景

初级医疗体制的迅猛发展是从 20 世纪 80 年代世界卫生组织（World Health Organization，WHO）发起的 "人人享有初级卫生保健" 的运动开始的。尽管在 20 世纪 50 年代 WHO 倡导构建分工合理、层级分明的分级医疗体系时，包括中国在内的多数国家都初步建立了三级医疗体系[①]，初级医疗作为分级医疗体系的第一级此时已有初步发展，但初级医疗体制在世界范围内被广泛接受是以《阿拉木图宣言》中倡导人人享有初级卫生保健理念的明确提出[②]为标志。1973 年，世界卫生组织总干事丹麦医生马勒（Halfdan Mahler）博士首先提出了至今影响全球医疗卫生领域的概念——"初级卫生保健"（Primary Health Care，PHC）[③]，又称 "基础医疗卫生服务"。1978 年 9 月，WHO 和联合国儿童基金会（UNICEF）发布了《阿拉木图宣言》，提出 "人人享有健康" 的目标，并把 "初级卫生保健" 作为实现这一目标的基本政策和主要渠道[④]。围绕这个理念和目标，初级卫生保健的概念被世界各国广泛认同和接受。20 世纪 80 年代，初级卫生保健成为许多国家政府的责任和行为。[⑤]

继承这一理念，世界银行于 1993 年在《世界发展报告：投资于健康》中

---

① WHO. Integrated health services：What and why？[EB/OL]. [2015−02−25]. http://www. who. int/health systems/technical−brieLfinal. pd.

② WHO，UNICEF. 阿拉木图宣言 [EB/OL]. (1978−09−12) [2014−07−01]. http://www. who. int/topics/primary _ health _ care/alma _ ata _ declaration/zh/.

③ 徐国平. 纠正概念大力发展我国基础医疗卫生服务事业——从 "初级卫生保健" 中文误译说起 [J]. 中国全科医学，2014，17 (25)：2911−2913.

④ WHO，UNICEF. 阿拉木图宣言 [EB/OL]. (1978−09−12) [2014−07−01]. http://www. who. int/topics/primary _ health _ care/alma _ ata _ declaration/zh/.

⑤ 陈晓明. 卫生经济学 [M]. 3 版. 北京：人民卫生出版社，2012.

提出"必要保健服务包"（package of essential health service）一揽子计划的概念，将医疗卫生服务分为公共卫生服务包（public health package）、必要临床服务包（essential clinical package）、必要保健服务包之外的医疗临床服务等多个层次[①]。初级卫生保健的内容逐步分为两个方面：公共卫生服务和初级医疗服务。正如《阿拉木图宣言》和《2010 年世界卫生报告·卫生系统筹资：实现全民覆盖的道路》中反复指出的，全球性医疗卫生系统改革的根本目标就是实现"全民健康覆盖（universal health coverage）"，而要实现该目标必须以建立人人可及的初级卫生保健体制作为关键途径。实现人人可及的初级卫生保健体制具有三大重要意义：保障和加速一国的经济发展、控制医疗卫生支出、人类发展本身的要求。[②③] 而初级卫生保健体制包括初级医疗体制和公共卫生体制两大基本内容，因此，初级医疗体制建设也就成为各国医疗体制建设和改革的重点之一。

初级医疗体制设计和改革问题的核心是初级医疗体制中的资源配置问题。因为从经济学视角，医疗体制中的医生、医院、药品、诊疗等各种涉医事务都是资源配置问题。《2010 年世界卫生报告》指出，全球性医疗卫生系统改革在实现人人可及的初级卫生保健时，任何国家的医疗体制包括初级医疗体制改革需要解决三个方面的议题：①如何筹资？②如何保护人们因为疾病和支付卫生服务费用而导致的经济后果？③如何促进可利用资源的最佳使用？[④] 初级医疗体制作为初级卫生保健两大基本内容之一，其体制设计和改革也必然要求解决这三个议题，即钱从哪儿来、钱如何分配、资源如何配置更有效。三个议题中，第一个议题指向资源的获得，如何通过建立有效的筹资体系，如公共财政预算、医疗保险基金和社会捐赠等，确保初级医疗服务的提供能够获得稳定和持续的资金和资源支持；第二个议题指向资源的分配，通过合理的支付机制，以风险共担、预付和统筹的方式，使初级医疗服务对于居民或家庭可以负

① World Bank. World Development Report 1993：Investing in Health ［M］. Oxford：Oxford University Press，1993.

② WHO，UNICEF. 阿拉木图宣言 ［EB/OL］. (1978－09－12) ［2014－07－01］. http://www. who. int/topics/primary _ health _ care/alma _ ata _ declaration/zh/.

③ 马彦民，陈强，万明，等. 2010 年世界卫生报告概要——卫生系统筹资：实施全民覆盖的道路 ［J］. 中国卫生政策研究，2010 (11)：2－10.

④ 马彦民，陈强，万明，等. 2010 年世界卫生报告概要——卫生系统筹资：实施全民覆盖的道路 ［J］. 中国卫生政策研究，2010 (11)：2－10.

担①；第三个议题指向初级医疗体制中的资源配置效率。不难看出，这三个问题实际指向一个共同的核心——医疗资源配置问题。初级医疗体制改革的问题就是研究我国初级医疗体制与资源配置的关系，以及其合理性和不合理性，这是本书研究的核心。本书主要讨论初级医疗服务供给层面的体制改革，因此主要涉及第二和第三个议题，即如何设计初级医疗体制使其对医疗资源的组织实现公平、效率和可及性，也就是初级医疗体制中的资源如何"合理配置"。这就涉及资源"合理配置"的标准确定问题，即明确初级医疗体制组织医疗资源的合理状态。

本书从研究医疗资源配置的合理状态出发，指出医疗体制组织医疗资源应当响应医疗资源配置的合理状态。如果初级医疗体制供给使医疗资源实现合理配置，这样的初级医疗体制就是合理的体制，未对医疗资源配置发生错配；如果初级医疗体制供给偏离或背离医疗资源配置的合理状态，初级医疗体制就对资源配置发生扭曲作用，需要对医疗体制进行改革或重构，使初级医疗体制供给重新响应医疗资源配置的合理状态。这就是我国初级医疗体制改革的依据和出发点。

因此，研究初级医疗体制改革的问题就是研究我国初级医疗体制与资源配置的关系，及其合理性和不合理性，据此探讨我国初级医疗体制的问题根源和改革方向，这是本书的核心命题。

研究我国初级医疗体制存在的问题及如何改革是有其历史源起、紧迫性和重大现实意义的。

首先，我国早在 20 世纪 60 年代就形成了初级医疗体制的雏形。20 世纪 60 年代，随着发达国家在第二次世界大战后以及产业革命中生产力大大解放、经济迅速发展，一方面，一些国家的国民开始对医疗服务的整合和分层提出需求；另一方面，发达国家政府为保证国民整体身体素质和劳动力的再生产，为经济快速发展提供条件。正如后来的《阿拉木图宣言》所指出的，保障人民的健康、建立人人可及的保健制度是经济持续增长的需要②。同时，随着 WHO 对构建分工合理、层级分明的三级医疗体系的倡导，美国、英国、法国、德国等一些发达国家开始从政府层面倡导或主导医疗资源整合和分级，作为医疗分

---

① 何子英，郁建兴. 走向"全民健康覆盖"——有效的规制与积极的战略性购买［J］. 浙江社会科学，2017（2）：59-65.

② WHO，UNICEF. 阿拉木图宣言［EB/OL］. (1978-09-12)［2014-07-01］. http://www. who. int/topics/primary_health_care/alma_ata_declaration/zh/.

级的第一级——初级医疗服务（或称基层医疗服务）开始萌芽和发展①。在此背景下，我国的初级医疗服务萌芽也相对较早。20世纪60年代，我国颁布对基层卫生力量和卫生组织建设的相关文件，指导构建医疗体系第一级，逐步形成了分级医疗体制的雏形，将对基层医疗服务的建设提上医疗体制建设的议事日程。中华人民共和国卫生部在1957年发布《关于加强基层卫生组织领导的指示》（以下简称《指示》），明确提出加强基层卫生力量②和卫生组织建设，将基层医疗服务作为制度建设重点内容。这一时期，我国独创的农村合作医疗、三级医疗预防保健网和赤脚医生被世界卫生组织赞誉为中国卫生革命的三大法宝③，也为后来初级医疗服务的发展提供了重要基础。

2006年，《国务院关于发展城市社区卫生服务的指导意见》提出"人人享有初级卫生保健"的目标，并指出要实现该目标必须将社区卫生服务作为重点，要"实行社区卫生服务机构与大中型医院多种形式的联合与合作，建立分级医疗和双向转诊制度，探索开展社区首诊制试点"。自此，医疗体制的第一级——初级医疗体制如何设计的探讨逐步增加。2007年，中华人民共和国卫生部推出小病先在社区医院诊断，大病由社区医院转向大医院，在大医院接受治疗完成后转回社区医院进行康复治疗的双向转诊分级医疗制度，作为缓解"看病难、看病贵"状况的措施。到2009年3月，标志着新医改伊始的《中共中央、国务院关于深化医药卫生体制改革的意见》颁布，提出了基层医疗服务机制的建设和改革相关目标，文件明确规定将"健全基层医疗卫生服务体系"作为未来重点改革内容之一，"加快农村三级医疗卫生服务网络和城市社区卫生服务机构建设，……建成比较完善的基层医疗卫生服务体系"，"加强基层医疗卫生人才队伍建设，特别是全科医生的培养培训，着力提高基层医疗卫生机构服务水平和质量"。这些都标志着医疗体制第一级作为医疗体制改革的关键点日益受到重视，其在我国医疗体制建设中处于基础性地位，是我国分级医疗体制改革的重要内容之一。

但是，我国的初级医疗服务至今仍然饱受诟病、沉疴严重、矛盾众多、问题重重。首先，目前我国初级医疗体制建设还不完善，初级医疗供给不能满足人民群众日益增长的健康需求，与经济社会统筹协调发展要求不相适应的矛盾较为突出，主要表现在以下方面：初级医疗服务资源短缺、服务能力不强、不

---

① Petchey R. Collings report on general-practice in England in 1950：unrecognized，pioneering piece of British social research ［J］. British Medical Journal，1995，311（6996）：40-42.

② 这一时期的卫生力量包含医疗机构和卫生机构两类.

③ 叶俊. 我国基本医疗卫生制度的改革研究 ［D］. 苏州：苏州大学，2016：41.

能满足群众基本卫生服务需求；大医院十分拥挤，造成其大量专科医疗、疑难病症资源运用于普通病、常见病症诊疗，基层医疗机构服务利用率低下，基层医疗机构和医院的卫生资源配置结构极不均衡，造成整个医疗体制效率低下、运行不畅、有限医疗资源的利用效率较低[1]；公众就医需求和卫生资源在配置结构上呈现"倒三角形"[2][3]，大医院十分拥挤，基层医疗机构"门可罗雀"，并且卫生资源还在不断向高等级医院富集[4]，使国家卫生费用不断上升，医保支付风险日益增加；城乡之间、区域之间、人群之间的医疗资源配置不均衡，人们享有的基层医疗保障水平间存在差异[5]，背离了基层医疗服务的"公平性"和"可及性"[6]目标。并且，随着医疗体制改革进入深水区，我国初级医疗体制原本存在的弊端和问题愈加凸显。我国医疗体制第一级存在的种种体制机制性问题导致了看病难、看病贵、医疗费用持续高涨、医患矛盾增加等社会问题的显化和激化，违背了我国"以人为本"的科学发展观，有悖于构建"和谐社会"的目标。

中国是世界上人口最多的国家，医疗服务供给的第一级——初级医疗服务是否有效供给于民，是否真正实现公平、效率和可及性，不仅直接影响国民整体健康素质，而且关系着中华民族的繁荣昌盛，关系着全面建成小康社会和富强民主文明和谐的现代化国家。

初级医疗体制如何改革，无论是从理论方面还是从实践方面，都是有待解决的重大课题。因此，找准我国初级医疗体制的定位，分析导致我国初级医疗体制出现缺陷和问题的根源，据此确定体制改革方向，具有重要的理论和现实意义。

---

① 叶俊. 我国基本医疗卫生制度的改革研究 [D]. 苏州：苏州大学，2016：3.

② 李菲. 我国医疗服务分级医疗的具体路径及实践程度分析 [J]. 中州学刊，2014，11 (11)：91.

③ 叶俊. 我国基本医疗卫生制度的改革研究 [D]. 苏州：苏州大学，2016：3.

④ 徐盛鑫，李显文，刘钟明，等. 浙江省公立大医院建设与发展研究 [J]. 卫生经济研究，2009 (8)：9-14.

⑤ 叶俊. 我国基本医疗卫生制度的改革研究 [D]. 苏州：苏州大学，2016：3.

⑥ 国务院. 国务院关于发展城市社区卫生服务的指导意见 [EB/OL]. [2006-02-21]. http://www.gov.cn/xxgk/pub/govpublic/mrlm/200803/t20080328_32717.html.

1.2　相关概念界定

1.2.1　初级医疗服务的概念和内涵

从 20 世纪 70 年代世界卫生组织的马勒博士首先提出"初级卫生保健"的理念[①]，到 1993 年《世界发展报告：投资于健康》提出必要卫生保健服务的概念，并将医疗卫生服务分为公共卫生服务包、必要临床服务包、必要卫生保健服务之外的医疗临床服务等几类服务[②]，初级卫生保健的内容逐步分为两个方面：公共卫生服务（Public Health Services）和初级医疗服务（Primary Care）。对于初级医疗服务和初级医疗体制的内涵讨论日益繁多。

在辨析初级医疗服务的概念时，首先要弄清初级医疗服务与公共卫生服务是初级卫生保健（或基础医疗卫生服务）中的两大重要组成内容，其内涵互不相同。一些文献将卫生体制和医疗体制互相指代，顾昕等明确指出，"医疗体制"与"卫生体制"有很大区别，前者包含很多并不治病但与维护人民健康水平密切相关的服务，包括公共卫生，而后者仅仅包括各种医疗服务[③]。本书讨论的是医疗体制，因此不涉及公共卫生服务的内容，尽管公共卫生体制建设也具有重大的战略意义。

世界卫生组织在《阿拉木图宣言》定义初级卫生保健，强调其是个人、家庭和社区同国家卫生系统接触的第一个环节，因此应促使卫生保健尽可能接近人的居住及工作场所，它也是连续性卫生保健服务的第一步。[④] 后来，对从初级卫生保健概念中分离、衍生出来的初级医疗服务，学者们始终强调其"第一响应（first contact）""起始一级"的内涵，因此，"初级"的中文翻译是符合 Primary Health Care 的内在本意的。

世界著名的初级医疗卫生服务专家，美国教授 Starfield（2011）对"初级

---

① 徐国平. 纠正概念大力发展我国基础医疗卫生服务事业——从"初级卫生保健"中文误译说起 [J]. 中国全科医学，2014，17（25）：2911−2913.

② 罗乐宣，林汉城. 国内外基本卫生服务包的研究及其对制定社区公共卫生服务包的启示 [J]. 中国全科医学，2008，11（12A）：2195.

③ 顾昕. 全球性医疗体制改革的大趋势 [J]. 中国社会科学，2005（6）：121−128.

④ WHO, UNICEF. 阿拉木图宣言 [EB/OL]. （1978−09−12）[2014−07−01]. http://www.who.int/topics/primary_health_care/alma_ata_declaration/zh/.

医疗服务"的内涵进行了定义①：Primary care is the representation，on the clinical level，of primary health care，it has four main functions：first contact；longitudinality；comprehensiveness；and coordination. 意即，初级医疗服务是初级卫生保健在临床医疗上的内容，它主要包括四个功能：第一响应、医疗服务纵向整合、提供综合性医疗服务和协同医疗服务的功能。

美国医学研究所 IOM② （1996）指出：Primary care is the provision of integrated，accessible health care services by clinicians who are accountable for addressing a large majority of personal health care needs，developing a sustained partnership with patients，and practicing in the context of family and community. 意即，初级医疗服务是由临床医生提供的具有综合性、可及性的医疗服务，这些医生能响应大量的、多样化的个人医疗保健需求，与病人形成长期、稳定的伙伴关系，在社区行医，为社区和家庭服务。

从学者们对初级医疗服务的定义看，强调其"起始一级"和"第一响应"的含义，和其"可及性"的目标，是居民与医疗卫生系统接触的第一环节。因此，初级医疗服务可定义为主要针对个人、家庭和社区的基层医疗需求，提供广泛可及、纵向联结、综合性、协同性的医疗服务，是个人、家庭同国家医疗体系接触的第一个环节，是提供持续性医疗服务进程中的第一级医疗服务。

此外，还要注意初级医疗服务中谁是"出资人"的问题。正如冯俏彬、贾康指出的，所有医疗包括初级医疗都"并不直观具备公共产品的两个基本特征中的任何一个特征，……消费上既有竞争性，受益上也能够轻松排他"，并且也不像公共卫生那样具有强外部性，不具有公共产品的典型特征③。因此，许多国家并未将初级医疗服务列入财政预算支付范围，而一般是由政府规制下的社会保险或私人保险来筹集资金。从各国的实践来看也是如此。除英国、瑞典④⑤等少数国家的初级医疗服务主要由税收筹集、财政预算支付外，其他大多数国家的初级医疗服务都主要由社会保险或商业保险来筹资，比如德国、法

---

① Bowyer N K. Defining Primary Care ［J］. Journal of the American Optometric Association，1997，68（1）：6－9.

② IOM. Primary Care：America's Health in a New Era ［EB/OL］. ［2014－01－10］. http：//www. nap. edu/catalog. php？ Record _ id ＝5152.

③ 冯俏彬，贾康. 权益—伦理型公共产品：关于扩展的公共产品定义及其阐释 ［J］. 经济学动态，2010（7）：34－41.

④ 顾昕. 全球性医疗体制改革的大趋势 ［J］. 中国社会科学，2005（6）：126.

⑤ 李滔，王秀峰，赵坤. 英国卫生体制对我国医改的启示 ［J］. 中国全科医学，2015，18（34）：4158.

国、荷兰、美国等①，另外少数国家由于经济社会发展水平比较低，甚至选择完全由私人支付初级医疗服务，如孟加拉人民共和国、赞比亚共和国等②。选择由谁作为出资人以及哪种筹资方式，取决于经济社会发展水平，比如，当经济社会发展水平较高时，初级医疗服务成为公共需要，或由于政治条件等原因，国家可能选择以税收筹集和财政预算进行支付，由国家作为"出资人"。

1.2.2　初级医疗体制的概念和内涵

1.2.2.1　初级医疗体制的概念

根据前文对初级医疗服务内涵的阐释，初级医疗体制可定义为：初级医疗体制是针对个人、家庭和社区的基层医疗需求，在医疗流程中与患者发生首次联结，提供广泛可及、纵向联结、综合性、协同性医疗服务的医疗体制，它构成持续性医疗进程第一级。在医疗体制的各层级中，它是第一层级。

初级医疗体制是直接为全体居民供给日常医疗服务的体制，它对居民提供全科诊疗并确定是否分诊、转诊，是"疾病发生时呼叫的第一站"③，它对应医疗持续进程中的第一个诊疗环节，是医疗体制的基础体制，是分级医疗体制真正的第一层级。因此，对医疗体制基层或第一层级的研究就是初级医疗体制的主要研究内容。而由于它处于医疗体制的整体中，是持续性医疗服务进程中的一环，是分级医疗体制中的一级，所以对它的研究离不开对医疗体制整体及其资源配置整体结构的研究。

1.2.2.2　初级医疗体制的内涵和外延

（1）内涵。

经济体制是生产关系的具体实现形式，反映的是社会经济采用的资源配置方式。④ 经济体制是指一个经济集体为了配置资源和对其成员分配利益所必须具有的，组织协调内部各种经济要素和全部经济活动的一整套制度安排。换言之，经济体制供给的内容就是资源配置。

医疗资源是一种经济资源，因而医疗体制是一种经济体制。初级医疗体制

---

① 顾昕. 全球性医疗体制改革的大趋势 [J]. 中国社会科学，2005 (6)：126.
② 蔡伟芹，马安宁，郑文贵，等. 国外基本卫生服务包的实践 [J]. 卫生经济研究，2008 (4)：13.
③ 托马斯·格林格尔. 德国医疗改革的范式转变及其影响 [J]. 苏健，译. 海外学术之窗，2011：22-24. 原载于 Health Care Reform in Cennany [J]. German Policy Studies，2010 (1).
④ 吴树青，逄锦聚. 政治经济学 [M]. 4 版. 北京：高等教育出版社，2009.

是配置医疗资源的手段，由于医疗体制的作用，医疗资源配置有合理或扭曲的状态，如果初级医疗体制形成对医疗资源的错配，就要改革或重构初级医疗体制。所以研究初级医疗体制的改革问题，本质是研究初级医疗体制与医疗资源的配置关系。因此，初级医疗体制的内涵是，为医疗体制的第一级，是医疗资源在空间上（主要是空间末端）如何布局和用什么载体和组织形式来承担资源配置，实现医疗资源的合理配置，使初级医疗服务供给满足居民的医疗服务需求。它主要包含两个问题：医疗资源在空间上如何配置；用何种载体和组织形式承担资源配置。

（2）外延。

初级医疗体制的外延包括医疗体制的第一级体制（基层体制）中各项机制本身及各项机制的相互协作关系的总和。主要包括初级诊疗服务体制、基层药品供应保障体制、基层医疗保障体制等[①]，以及各机制之间的相互协作和影响的关系。

需要注意的是，初级医疗体制提供的服务内容具有地域性和阶段性的特点，可能随着经济和社会的发展而发生变化。其一，初级医疗体制提供的服务内容和服务的组织形式是与一定的经济发展水平相适应的。随着经济发展水平的提高和人的需求的提高，医疗技术、医疗手段有较大的改进，对初级医疗服务的标准也会越来越高，因此，初级医疗体制提供的医疗服务是动态发展的。其二，初级医疗服务的提供内容具有地域性的特点，因为各国、各地区的主要健康问题是不同的，它受不同的地理环境、自然条件等的影响。正如在1993年《世界发展报告》中提出的，初级医疗服务包根据流行病（epidemiological conditions）、地方偏好（local preference）、收入（income）来确定。一方面，各国、各地区应该根据自己受地理环境等条件引发的主要健康需求来确定基础医疗服务内容；另一方面，初级医疗服务应在一国或地区公众可支付能力的范围内。[②] 因此，应根据自然规律，考虑一国或地区的疾病谱特征，对现阶段或某一发展阶段的初级医疗服务范围进行界定；否则，就违反了客观规律，会受到客观规律的惩罚。

此外，如前所述，初级医疗体制与公共卫生体制存在严格的概念区分，二者的外延并不重合。本书的初级医疗体制仅指初级医疗服务供给体制，尽管我

---

① 许静. 中国城市医疗保险制度在社区卫生服务体系建设中的作用与影响分析 [D]. 武汉：华中科技大学，2010.

② World Bank. World Development Report 1993: Investing in Health [M]. Oxford: Oxford University Press, 1993.

国目前基层医疗机构在实际运行中可能超出职能范围履行了部分公共卫生服务职能。

1.2.3　分级医疗体制的概念及与初级医疗体制的联系

构建初级医疗体制的范畴体系，必须认识初级医疗体制和分级医疗体制从局部到整体的关系，初级医疗体制的"初级"不仅涉及持续性医疗服务进程的第一环节问题[①]，而且涉及医疗体制的资源整合和分级。在医疗体制的分级中，为了使"初级医疗"在医疗服务整体中与"次级医疗"[②] 分离，医疗服务被细分为医疗服务层次中的 Primary Care，Secondary Care 和 Tertiary Care[③]，即初级医疗服务、二级医疗服务、三级医疗服务。由于医疗体制供给的分级，对应形成了分级的医疗机构[④]、分级的医疗服务，医疗资源配置也相应发生了分级配置，并且医疗资源可以在上、下层级间进行流动以实现优化配置，从而更好地满足人群对不同层级医疗服务的需求。

初级医疗体制不是一个孤立的概念，要理解它的含义，必须将它置于分级医疗体制供给的大背景之中，这也是后文讨论初级医疗体制改革问题必须从医疗体制供给结构入手来进行研究的原因。

对于分级医疗的概念和内涵，目前理论界的讨论众多。杨坚等[⑤]认为，分级医疗体制是为了提高卫生服务体系的效率和节约成本，在政府主导之下，根据各医疗机构的功能定位和技术实力，按照疾病的轻、重、缓、急及治疗的难易程度进行分级，不同类型的医疗机构承担不同类型疾病或疾病不同阶段的治疗，以基层首诊、双向转诊为核心来促进患者的有序就医。方鹏骞等[⑥]则认为，分级医疗的本质是寻求医疗卫生服务体系中各元素如何达到合理的功能定位，即构建一个提供连续性、协同性医疗卫生服务的体系，在医疗保健机制分级引导下，通过社区首诊、双向转诊等制度，合理分流患者，使患者在合理的

---

①　WHO, UNICEF. 阿拉木图宣言 [EB/OL]. (1978−09−12) [2014−07−01]. http://www. who. int/topics/primary _ health _ care/alma _ ata _ declaration/zh/.

②　顾昕. 全球性医疗体制改革的大趋势 [J]. 中国社会科学，2005 (6)：121−128.

③　徐国平. 纠正概念大力发展我国基础医疗卫生服务事业——从"初级卫生保健"中文误译说起 [J]. 中国全科医学，2014，17 (25)：2911−2913.

④　顾昕. 全球性医疗体制改革的大趋势 [J]. 中国社会科学，2005 (6)：121−128.

⑤　杨坚，卢珊，金晶，等. 基于系统思想的分级诊疗分析 [J]. 中国医院管理，2016，36 (1)：2.

⑥　方鹏骞，邹晓旭，孙宇，等. 我国分级医疗服务体系建设的关键问题 [J]. 中国医院管理，2014，34 (9)：2.

医疗层级、合理的医疗卫生机构寻求合理的医疗卫生服务需求，实现医疗资源的成本效益最大化。即分级医疗体制是一种医疗卫生资源配置格局的安排，其目的是实现资源配置的优化。

笔者认为，分级医疗是为了适应居民疾病发生和医疗需求结构的客观规律，医疗资源在医疗层级间的相应配置安排，是由疾病发生规律决定的。通过对相关文献的研究分析，分级医疗的内涵至少应包括以下几点：①它是一种卫生资源配置布局，主要目的是实现医疗资源配置优化；②人群卫生需求的结构决定了医疗资源在医疗机构层级间的配置；③其制度设计应当满足国家医疗服务的"效率"（efficiency）和"可及性"（universalism）① 目的；④分级诊疗体制的建立一般由政府主导或引导；⑤其具体内容是实现医疗服务层级化，通过不同级别的医疗机构合理分工，不同类型的医疗机构承担不同类型疾病或疾病不同阶段的治疗，通过社区首诊制、逐级转诊制和双向转诊制等制度，实现从全科到专业化的医疗服务过程；⑥它包括"分"和"合"两个方面，"分"即医疗服务的合理分级，"合"即实现卫生服务的整合，包括体系整合和医疗资源整合。

因此，分级医疗体制可定义为：由居民疾病发生和医疗需求结构的客观规律决定医疗资源在医疗层级间的相应配置安排，以医疗资源配置优化为目标，实现医疗服务层级化和整合化，以不同级别的医疗机构合理分工、不同类型的医疗机构承担不同类型疾病或疾病不同阶段的治疗为具体内容，通过社区首诊、双向转诊等制度安排，实现从全科到专业化的医疗服务过程的医疗服务体制。建立分级诊疗的核心是符合居民疾病发生的自然规律，通过卫生资源分级和整合配置，实现医疗资源配置优化。分级医疗体制构建的主要目的之一就是实现医疗资源配置格局的优化。

一些论述认为，分级诊疗制度是一种高效、经济、合理的医疗资源配置制度，但从我国和其他国家的实践来看并非如此。许多国家的分级诊疗体系从建设初期至今，仍然出现问题，需要不断进行变革和完善。在"实践分级诊疗制度最早、最严格的西方国家之一"② 的英国，因为患者排队时间过长而出现的

---

① 国务院. 国务院关于发展城市社区卫生服务的指导意见 [EB/OL]. [2006-02-21]. http://www.gov.cn/xxgk/pub/govpublic/mrlm/200803/t20080328_32717.html.

② 张雪，杨柠溪. 英美分级诊疗实践及对我国的启示 [J]. 医学与哲学，2015，36（7A）：78-79.

医疗服务可及性等问题①，需要不断对制度进行改革。在分级医疗体系建设相对完善的美国，也因被诟病"卫生服务的不公平性和不充分性"②而仍在不断探索和改革。在分级医疗体制的构建和实践过程中，可能经历曲折，出现缺陷和问题，无法实现其优化医疗资源配置的目标，这就产生了体制作为社会资源配置手段对资源配置并未达到"合理配置"的状态，因此产生了体制改革的必要性。

1.2.4　全科医生、全科医学

在英国等实现分级医疗体制的国家，全科医生不仅是初级卫生保健的最佳提供者③，而且已成为初级卫生保健（包括初级医疗服务和公共卫生服务）的主要提供者。"英国是实践分级诊疗制度最早、最严格的西方国家之一"④，英国的医疗体制为 NHS 制度，其 90％左右的初级医疗服务（Primary Care）由全科医生提供。作为医疗体系中坚力量的全科医生，有效地承担了整个医疗服务体系的"守门人"职能。英国、美国等发达国家初级医疗服务中的全科医生、家庭医生队伍不断壮大，职能不断完善，医疗体制第一级的重要组织形式——全科医生、家庭医生制度的构建日益完善。

我国《关于建立全科医生制度的指导意见》指出，建立适合我国国情的全科医生制度，对于优化医疗卫生资源配置具有重大意义，这也是许多国家的通行做法和成功经验。

本书认为，全科医生就是接受过全科医学专门训练，提供全科医疗卫生服务，为广大居民提供首诊医疗服务并治疗常见病和多发病的医生群体。全科医生制度即政府引导或主导建立以全科医生为主体、个人为中心、家庭为单位、社区为范围，以契约式服务的形式为个人提供的持续性、综合性、个体化的初级医疗服务的制度安排。全科医生、家庭医生在初级医疗服务和公共卫生服务领域均发挥重要作用，比如卫生领域的儿童免疫、预防等职能，本书主要讨论全科医生、家庭医生在初级医疗体制中的重要功能，对其在公共卫生服务领域

---

① 徐芬，李国鸿. 国外医疗服务体系研究（一）[J]. 国外医学（卫生经济分册），2005，22（3）：97-99.

② 徐芬，李国鸿. 国外医疗服务体系研究（二）[J]. 国外医学（卫生经济分册），2005，22（4）：144.

③ 刘小平，吴春容，黄永昌. 全科医生在预防保健中的作用 [J]. 中国初级卫生保健，1995，9（9）：4.

④ 张雪，杨柠溪. 英美分级诊疗实践及对我国的启示 [J]. 医学与哲学，2015，36（7A）：78-79.

的角色不做更多阐释。

1.3 研究目的

初级医疗体制设计和改革的核心问题是初级医疗体制供给对医疗资源的组织。制度供给即社会资源的组织形式，医疗制度对医疗资源的配置有合理和扭曲两种状态。如果初级医疗制度供给偏离或背离医疗资源配置的合理状态，就会出现对医疗资源的错配，引发诸如看病难、卫生费用飞涨等社会问题，这就需要对初级医疗体制进行改革。

本书的目的是研究初级医疗体制与资源配置的关系，以及其合理性和不合理性。通过研究医疗资源配置的客观规律，分析医疗资源配置的合理状态，对照我国医疗体制组织医疗资源的现实状态，评价我国初级医疗体制供给的合理性和不合理性，提出改革思路和对策建议。

1.4 研究意义

其一，对初级医疗体制改革研究具有理论价值。

本书运用社会分工理论、制度变迁理论等政治经济学理论，阐释了我国现有初级医疗体制进行改革和设计的必然性，研究确立改革的基本方向，丰富了政治经济学理论在医疗体制改革领域的应用，具有一定的学术前沿性。本书以关系国民健康权利的医疗体制的基础——初级医疗体制的改革为研究切入点，以理论研究、比较研究和归纳分析为基础，丰富和延伸了医疗体制改革的相关理论。

其二，对控制医疗费用支出、提高国民健康水平、改善医疗公平程度等具有现实意义。

改革和完善初级医疗体制，对控制医疗费用支出、提高国民健康水平、加速国家经济发展等方面都具有重大现实意义。本书研究如何构建合理的初级医疗体制，对我国医疗资源在初级医疗体制以及整个分级医疗体制中的优化配置，提高医疗资源配置效率，实现控费，提高国民整体身体素质，保障劳动力的再生产，为我国经济可持续发展提供基础条件，保障全体国民的健康权益，提高国民福利水平，改善公平程度，构建和谐社会，具有重要意义。

此外，"看病难、看病贵"问题是我国医疗体制改革要集中解决的重点问题，对初级医疗体制进行改革是解决当前这一问题的关键点，这也是本书研究的重要现实意义之一。

其三，系统分析西方发达国家的初级医疗体制，具有实践指导意义。

本书通过对国外初级医疗体制实践进行系统研究，对医疗制度典型国家的初级医疗体制的萌芽和发展进行比较分析和归纳，总结出各国初级医疗体制的功能定位、组织形式、运行机制等主要要素特点，衡量各国初级医疗体制设计是否遵从医疗资源配置的客观规律，以及各国初级医疗体制对资源配置的作用结果，以实践检验医疗资源配置的金字塔结构原理。

其四，厘清我国体制的问题根源及历史原因，对于把握改革关键、消除制度障碍和壁垒具有决策支撑价值。

本书对我国初级医疗体制的不同发展阶段和现状进行研究，总结历史实践中的经验和教训，梳理和剖析现有体制存在的问题及其根源，分析出我国"看病难、看病贵"、医患关系紧张等问题的根源是初级医疗体制没有遵从医疗资源配置的客观规律，并针对我国国情提出改革的对策建议，把握改革关键，消除制度性障碍，为上层决策提供理论支撑。初级医疗体制改革不仅是我国的难题，也是世界性难题，我国探索符合本国国情的初级医疗体制改革路径，可以为世界其他国家的医疗体制改革决策提供借鉴。

其五，为下一步分级医疗体制改革提供理论思路。

本书对医疗资源配置的金字塔结构原理进行研究，为医疗体制供给如何分级以实现医疗资源的合理配置提供了评价标准，从而为分级医疗体制建设提供理论依据，为我国分级医疗体制改革提供主要思路和路径方向。

1.5　研究内容

本书尝试从相关理论和国外实践经验来澄清学界对初级医疗体制的模糊认识，为我国初级医疗体制改革提供一种理论解释。首先，运用政治经济学相关理论探讨医疗资源配置的合理性标准，分析得出医疗资源配置应当遵从金字塔结构的客观规律，以其原理检验我国初级医疗体制对医疗资源配置的合理性和不合理性。其次，通过系统分析国外两个医疗制度典型国家的初级医疗体制的功能定位、载体和组织形式、作用机制、作用结果等要素特点，得出实践经验和启示。最后，根据医疗资源配置应当遵从的客观规律和国外实践经验，针对我国初级医疗体制的问题及其根源，提出初级医疗体制改革的根本方向、总体思路和对策建议。

研究内容主要包括以下几个方面。

1.5.1 研究和归纳医疗资源配置的金字塔结构原理

本书运用社会分工理论、制度变迁理论等,分析医疗资源配置应遵从的客观规律。认识到医疗资源配置应响应居民疾病发生和医疗需求的客观规律,符合金字塔结构,这是医疗资源配置的合理状态。医疗制度供给受文化、法律、利益团体等因素的影响,使医疗资源配置的现实状态可能响应或不响应客观规律。如果初级医疗体制供给偏离了医疗资源配置的合理状态,就会产生"看病难、看病贵"等社会问题。因此,需要对初级医疗体制进行改革。

1.5.2 以发达国家实践成果检验金字塔结构原理并获得启示

系统梳理西方发达国家初级医疗体制,分析我国初级医疗体制的发展,比较初级医疗体制及其构成机制的主要要素:功能定位、载体和组织形式、作用机制、作用结果等,以各国实践成果检验医疗资源配置的金字塔结构原理,并比较优点和不足,得出对我国初级医疗体制改革有益的经验和启示。

1.5.3 分析我国初级医疗体制存在的问题及根源

对我国初级医疗体制的萌芽和发展进行回顾和分析,评价我国医疗资源配置现状,指出我国初级医疗体制供给偏离了医疗资源配置的金字塔结构的合理状态,违背了居民疾病发生的客观规律,从而引发社会问题,这是我国初级医疗体制的根本问题。

1.5.4 提出初级医疗体制改革的总体思路和对策建议

依据医疗资源配置的金字塔结构原理,借鉴国外实践经验,针对我国初级医疗体制存在的问题和可能遇到的障碍,提出初级医疗体制改革的总体思路和对策建议,矫正目前初级医疗体制对医疗资源的错配格局,实现医疗体制改革的理论创新与制度创新。

第 2 章　文献研究

2.1　国内文献研究

2.1.1　初级医疗服务和初级医疗体制内涵的相关研究

初级医疗体制是医疗体制的第一级或基础层级，是直接为全体居民供给日常医疗服务的体制，它对应医疗服务的第一个诊疗环节，是分级医疗的第一层级。因此，对初级医疗服务的研究是对初级医疗体制研究的主要内容之一。

蔡立辉[①]（2010）指出，初级医疗机构是医疗服务的第一站，是医疗服务的"守门人"，公众患病后应首先在此处接受诊断和治疗，若初级医疗机构无法做出诊断和治疗，才通过转诊手续转往高层次的医疗卫生机构。因此，初级医疗服务具有第一响应功能。

梁鸿等[②]（2010）认为，基本医疗服务具有普遍性、公平性、必需性，并把基本医疗服务的范畴框定于由基层医疗机构（如社区卫生服务中心站）提供的疾病预防和初级诊疗服务。

周寿棋[③]（2007）指出，基本卫生保健制度不仅是针对农村居民的，而且是面向城乡全体居民的初级卫生保健，具有广覆盖性和普惠性。

邹晓旭[④]（2014）研究了中国台湾地区初级医疗体制中的家庭医生制度，

---

① 蔡立辉. 医疗卫生服务的整合机制研究 [J]. 中山大学学报（社会科学版），2010（1）：119－128.

② 梁鸿，余兴，仇玉彬. 新医改背景下社区卫生服务若干政策问题的探讨 [J]. 中国卫生政策研究，2010，3（7）：1－8.

③ 周寿棋. 城乡医保制度能否"衔接"[J]. 中国医疗保险，2007（5）：31.

④ 邹晓旭. 基于社会分工论的我国分级医疗服务体系构建及其策略研究 [D]. 武汉：华中科技大学，2014：6.

指出台湾地区实行的家庭医生制度的主要职能是提供预防保健、疾病治疗及后续的追踪康复服务等，台湾地区医疗机构分为基层医疗单位、地区医院、区域医院及医疗中心，各级医疗机构的功能定位及服务供给都有明确界限，同时，全民保健制度设定不同的报销水平，患者根据自身疾病需求和经济可负担性进行就医选择，医院或诊所医生也会根据医保总额控制进行转诊选择。

2.1.2　初级医疗体制资源配置问题的相关研究

2.1.2.1　关于医疗体制资源配置规律和我国初级医疗资源配置现状

对医疗体制整体资源配置结构、初级医疗资源配置占比以及资源配置载体和组织形式等的研究，都是初级医疗体制资源配置研究的重要内容。

刘兴柱、魏颖[①]（1996）指出，从效率、公平、质量和可及性原则来说，卫生资源[②]适宜的配置状态应呈正三角形。卫生资源应更多地配置在诊所和基层医院，其次是二级医院，三级医院的资源配置应少于中层和基层。我国目前的卫生资源配置呈倒三角形，这是一种低效率的资源配置状态，背离了卫生经济的效率原则。这种配置格局造成了资源使用低效率、服务分配不公平、服务质量下降和可及性降低等问题。此外，目前慢性病逐渐增加，应该在社区治疗慢性病患者，使其少花钱并得到长期照顾，而非涌向大医院造成不必要的资源浪费。作者指出，体制和政策的不适是造成我国卫生资源呈倒三角形配置的主要原因：第一，20 世纪 80 年代至今，卫生健康委员会在管理上出现了垂直性分化，建立了一套不适应资源有效使用的相对独立的卫生管理体系，造成城市卫生机构的职能交叉和资源重复配置及资源竞争。城市社区和农村基层的医疗机构尽管肩负重任，却得不到相应的投资，资源配置头重脚轻。第二，20 世纪 80 年代实行的财政"分灶吃饭"体制使城市大医院的投资来源强化，而城市社区和农村基层医疗机构的投资来源大大减弱。中央、省、市财政的卫生投资更多地流向大医院，而城市社区医疗机构只有区财政的投资，农村基层卫生院只有乡财政的投资，这种分级管理机制加剧了不同区域基层医疗服务水平的差异。刘兴柱、魏颖又指出，要改变资源配置状况，应加强区域规划，理顺投资渠道，健全基层卫生机构，实行需求输导战略——将对城市大医院的不必要需求输导到社区去，减少大医院的收费筹资，拓宽基层收费渠道，从而改变卫

---

① 刘兴柱，魏颖. 论卫生资源配置的倒三角 [J]. 中国卫生经济，1996（10）：56-57.
② 作者指出，这里所说的卫生资源只包括那些用于提供医疗和防疫服务的人力、物力和财力资源，不包括科研、开发与制剂以及用于副业的资源.

生资源配置的倒三角形状态，提高资源使用效率。

郭赞、金兆怀[①]（2011）研究认为，当前我国的医疗资源配置呈倒三角形分布，大量高精医疗设备和高水平医疗技术人员配置在城区大医院，而有大量医疗需求的镇乡或边远地区只分布着较少的、低档次的医疗资源。资源配置的不合理，一方面，使医疗条件较差区域的患者为获得较好医疗条件向城区流动，使城区"看病难、看病贵"问题更加严峻；另一方面，社区、农村医疗条件较差的医疗机构因不能满足人们基本医疗需求而被冷落，使得医疗资源闲置，效益受损。郭赞、金兆怀认为，医疗资源配置应重心下移，向基层、社区转移，加强基层医疗机构建设，从人力、财力、物力等方面保障社区医疗服务的开展；在农村地区建立健全新型农村合作医疗制度，增加对农村医疗资源的投资，重点加强农村卫生院建设，使其在农村基层医疗服务中发挥应有作用。

李菲[②]（2014）提出，我国现有的医疗机构可划分为三个职能等级，初级医疗机构包括一级医院和现有各基层医疗机构，为分级诊疗体系中第一职能等级，服务于特定社区，提供一般常见病和多发病的诊疗服务。分级诊疗的具体路径应是在非急诊情况下，医疗服务利用以第一职能等级医疗机构为起点，居民对上级医疗机构的利用应由下级医疗机构医师推荐，而非自主决定。由于从人群医疗需求的底部到顶部，疾病发生的普遍性和常见性不断降低，诊疗人数也逐层减少，居民对医疗服务的利用应呈现从初级医疗机构向高等级医疗机构逐级递减的趋势，需要配备的医疗机构数量和医务人员等医疗资源也应当逐级减少。对应人群医疗需求结构的正三角形，医疗资源配置结构也应该呈正三角形。因此，要健全我国分级医疗体系，必须促进医疗资源下沉。

叶俊[③]（2016）研究发现，尽管我国过去形成的三级医疗服务体系的框架仍然存在，但基层医疗机构和大医院均未有效发挥作用。医疗资源在经济发达地区、大中城市和综合医院高度集中，在城市社区和农村等基层医疗机构配置严重不足，使基层医疗机构服务能力薄弱。我国医疗资源配置和医疗服务利用呈倒三角形，医疗资源配置效率不高，原本可以在基层医疗机构解决的常见病和多发病都集中在大城市的大医院，促使医疗成本和医疗费用飞涨。

---

① 郭赞，金兆怀. 我国卫生资源区域配置的问题与建言 [J]. 求索，2011 (4)：81—82.

② 李菲. 我国医疗服务分级医疗的具体路径及实践程度分析 [J]. 中州学刊，2014，11 (11)：91.

③ 叶俊. 我国基本医疗卫生制度改革研究 [D]. 苏州：苏州大学，2016：60—64.

肖月、赵琨[①] (2011) 提出，建立以基层医疗卫生机构为核心的一体化医疗服务体系是多数国家进行医疗体制改革的方向，我国现阶段应着重整合基本医疗机构和各级医院间的技术资源、服务流程，通过区分初级医疗服务与住院服务的职能定位，利用行政管理和医保支付等政策措施，调整医患行为，引导医疗资源下沉、患者下沉，发挥社区在疾病诊疗中的核心地位，引导患者在基层首诊，实现有序就诊，从而减轻患者的医疗费用负担，实现医疗资源配置优化，以促进医疗服务体系的变革。

2.1.2.2　关于政府在初级医疗资源配置中的角色定位

国内一些学者认为，在初级医疗层级中应主要通过市场机制对医疗资源进行配置，对初级医疗体制中的医疗服务和药品等价格的形成，应充分发挥市场机制的决定性作用，并结合政府一定的干预、管制、管理手段。另外，有一些学者认为，应更强化政府在初级医疗层级对医疗资源的配置作用，政府可通过制订计划、采用一定的行政手段来发挥对医疗资源的配置作用。

顾昕[②] (2005) 从医疗服务供给角度研究了全球医疗体制改革的趋势，指出全球的整体医疗服务供给包括初级医疗服务供给趋向"有管理的市场化"，中国的医疗体制包括初级医疗体制应走有管理的市场化道路。他指出，在大多数市场经济国家中，初级医疗服务由"全科医生"提供，并且担任医疗体制"守门人"角色，不经过全科医生的转诊，非急诊病人无法接触二、三级医疗服务，而几乎在所有市场经济体制中，全科医生都是自雇人士，即使在公立部门占主导地位的英国也不例外，即初级医疗服务供给是通过市场机制来进行资源配置的。各国在初级医疗服务到二、三级医疗服务的供给中，政府从来不打算取代市场，而是在顺应市场竞争的各种制度创新中发挥帮助者作用。无论是发达国家还是发展中国家，医疗服务供给改革的总体方向是引入竞争、引入市场机制，尤其是引入服务质量和价格的竞争。顾昕得出结论，认为"市场化"是中国医疗体制改革失败的主因，是错误认识，在发达的市场经济体制下运作的市场，不是完全自由放任的市场，而是由众多制度安排所治理的市场。中国医疗体制的问题在于各种必要制度安排在市场化过程中发生缺失或错位，包括缺乏医疗保障体系普遍覆盖的制度安排，缺乏完整的初级医疗服务体系以及"守门人"制度，缺乏真正意义上的医疗服务第三方购买者，医疗服务机构因

① 肖月，赵琨. 分级诊疗政策内涵与理论基础初探 [J]. 中华医院管理杂志，2015，31 (9)：55-57.

② 顾昕. 全球性医疗体制改革的大趋势 [J]. 中国社会科学，2005 (6)：121-128.

不公不私的定位而治理结构不清,政府对某些重要医疗服务投资不足,或者不知如何运用强大的服务购买力引导服务提供者承担社会责任。

何子英、郁建兴[①](2017)认为,在初级医疗领域,市场应发挥决定性作用,结合政府干预,无论是药品还是医疗服务,其价格的形成都应尊重基本的经济规律。作者批判了对基层医疗机构的全面行政控制,指出政府围绕"强基层"目标,在基层医疗机构资源配置的硬件建设上虽取得一定效果,但在运行机制与政策供给上却全面强化行政机制,抑制市场机制,特别是强推收支两条线管理或"核定总额,差额补助"的财政补偿方式、严格限制基层用药范围、实施总额控制的绩效工资制度等,这些措施损害了基层医务人员的积极性,又无法满足群众用药的市场需求,导致基层优质人力资源和病患资源的"双流失",造成与"强基层"目标背离的后果。作者还指出了通过行政性压低药价来终结"看病贵"问题的"药改"系列政策的谬误,行政定价和低价管制违背市场规律,造成药品供给短缺和医疗服务供给过度。政府在初级医疗领域的资源配置中应有"新治理"模式,发挥管家角色,包括有效的规制与积极的战略性购买两个基本方面。有效的规制即政府对价格、专业水平、质量标准与市场准入等方面的监管或必要的市场规制,政府的价格规制不是排斥市场机制,而是重点防范商家(服务提供方或药品生产商)的共谋型或竞争型寡头垄断;积极的战略性购买即政府在提供者与支付者分离的基础上,作为第三方支付者,通过公共契约过程或集体融资协议,利用法定医保基金向各种公共或私人部门的医疗服务提供方进行基于竞争的医疗服务购买。

蔡立辉[②](2010)指出,在全球医改实践中,医疗服务呈现分层次、多元化、竞争式提供的普遍趋势,这是各国对医疗服务单纯由市场提供或单纯由政府提供的有效性进行反思的结果。他分析了我国医疗体制的改革实践,指出我国医疗服务改革经历了由政府提供医疗服务到扩大医疗服务提供的商品化、市场化范围,再到逐步由市场提供医疗服务的发展历程,也呈现出分层次、多元化和竞争式提供的特征。我国医疗体制在提供主体上出现了多种不同性质的医疗服务机构,并且不同医疗机构之间的关系从分工协作走向全面竞争,服务目标从以追求公益目标为主转变为追求经济目标;在供给方式上,基本形成了市场化的服务提供模式;在基本属性上,医疗服务需求越来越多地演变为私人消

① 何子英,郁建兴. 走向"全民健康覆盖"——有效的规制与积极的战略性购买 [J]. 浙江社会科学,2017 (2):59—62.
② 蔡立辉. 医疗卫生服务的整合机制研究 [J]. 中山大学学报(社会科学版),2010 (1):119—128.

费品；在融资方式和体制上，由"政府大包干"的单一融资方式逐步转变为减少政府财政投入、市场化、社会化的多元融资方式。这是我国政府对医疗服务改革反思的结果。目前，医疗体制出现了多却分散、竞争却无序、分层却断裂等各种"非整合性"问题，妨碍了医疗资源的合理配置，因此，应当构建医疗服务的整合机制，实现"跨部门协作"，这具有理论和现实意义。

代英姿、王兆刚[①]（2014）认为，我国医疗资源优化配置的基本思路是强化政府在初级医疗领域的资源配置作用。他们指出，在整个医疗服务体系中，基层医疗机构是居民健康的"守门人"，是居民最便捷获得医疗服务、支付成本最低的医疗机构，对初级医疗机构的资源配置是最有效率的。而我国医疗资源在初级医疗机构和医院之间出现了严重失衡的现象，形成了倒三角形的配置格局。医院占医疗机构总量仅为 2.2％，资产和人员所占比重却高达 77.9％和50.9％。而在初级医疗机构中，占医疗机构总数 19.9％的门诊部，资产和人员仅占 1.9％和 6.4％；占医疗机构总数近 70.0％的村卫生室，人员所占比重仅为 15.3％。医疗资源的配置向大医院的极度倾斜，对最具可及性和成本效益优势的初级医疗机构的医疗资源配置明显不足，导致城乡基层居民不能公平地获得医疗服务，因城市综合医院服务能力限制和超出大多数居民医疗支付能力的较高医疗收费，又造成"看病难、看病贵"问题的出现。他们认为，计划经济时期，政府通过行政化配置资源获得了医疗服务公平性和可及性的显著成果，而市场化医疗体制改革改变了原有福利性医疗保障制度，导致倒三角形医疗资源配置格局的形成。因此，强化政府在初级医疗领域的资源配置作用是我国医改的当前要务。作者建议，城市社区卫生服务机构必须坚持公益性，政府给予相应补贴；政府通过财政预算在每个县设立公益性的综合医院；对乡镇卫生院加大财政投入，使其成为政府有计划配置卫生资源，可以控制的具有公益性质的基层医疗机构，以提高医疗服务体系运行效率，实现医疗服务的可及性和公平性。

2.1.3　我国初级医疗体制改革必要性问题的相关研究

王晶、杨小科[②]（2014）指出，在西方福利国家，基层医疗服务是医疗服务体系中最重要的支柱，社区医生充当医疗服务体系"守门人"的角色，而政

---

① 代英姿，王兆刚. 中国医疗资源的配置：失衡与调整 [J]. 东北财经大学学报，2014（1）：47－53.

② 王晶，杨小科. 中国农村基层医疗卫生改革的制度选择与发展反思 [J]. 东北师大学报，2014（6）：68－72.

府的功能主要是对基层医疗服务进行购买。在中国，过去 30 多年中，基层医疗服务的供给在很大程度上受到政府治理模式的影响。在计划经济体制下，政府包揽一切，普通民众可以获得低水平的医疗服务供给，但由于政府资源有限，短缺现象普遍存在；在市场经济社会，市场成为资源配置的主体，基层医疗机构成为逐利性的市场主体，公共资源配置不公平的问题开始凸显，政府希望重新承担起公共服务的供给责任，政府虽未直接扮演基层医疗服务供给者角色，但行政机构重新成为基层医疗服务的核心。因此，中国基层医疗服务体系始终不能摆脱"行政机制"和"市场机制"，身陷桎梏，目前的问题主要表现为：政府的职能定位不清，未能厘清与市场的关系；农村基层医疗服务对比城市社区医疗服务存在不平等；医疗保障制度没有确立医保机构居民代理人身份，影响居民对基层医疗服务的利用能力。这是我国基层医疗体制必须改革的关键所在。

林淑周[①]（2012）研究发现，我国基层医疗机构在服务能力方面存在重大缺陷。第一，基础设施和医疗设备较为简陋，社区医疗资源短缺，社区医疗服务难以有效开展；第二，基层医疗服务人员素质低、总量小，学历普遍偏低，从事全科医学时间短，且人才队伍不稳定，我国约 10 万社区医生中经过正规培训的全科医生只有几千人，严重影响了初级医疗服务的能力及水平；第三，基层首诊和双向转诊制度无法有效执行，导致服务效率低下、患者支付的费用增加等问题。作者认为，政府投入不足、农村医疗保障制度不完善和医疗卫生管理体制的缺陷是问题产生的根源，因此，必须对我国基层医疗体制进行改革。

王海峰[②]（2016）从我国推行分级诊疗提高医疗资源配置效率的角度切入，指出现有基层医疗体制对推进分级诊疗形成了阻碍，分析了基层医疗体制改革的必要性。他分析归纳了我国基层医疗体制存在基层医疗机构首诊制度欠缺、临床全科医生稀缺、医疗机构之间缺乏联动机制、医保政策引导力不足、基层医疗机构服务网薄弱等几个重大问题，提出必须要改革基层医疗体制才能增加基层医疗服务的利用率，合理分流患者，实现分级诊疗对医疗资源的高效配置，解决我国当前"看病难、看病贵"的问题。

———————————

① 林淑周. 提高基层医疗机构卫生服务能力研究综述 [J]. 福州党校学报，2012 (1)：26—30.

② 王海峰. 基于分级诊疗体系的基层医疗服务改革分析 [J]. 首都食品与医药，2016 (5)：20—21.

方鹏赛等[①]（2009）认为，我国基层医疗体制在医疗资源布局上不合理，基层医疗资源匮乏，这是由于在过去以"自我发展、自我完善"为主线的城镇发展中，医疗服务自由发展，带来了医疗资源的分布不平衡，医疗资源主要集中在城市，拥有50%以上人口的农村地区只占有20%的医疗资源，80%以上的城市医疗资源又集中在大医院，这使我国医疗服务体系中的医疗资源呈现"倒金字塔"格局。我国基层医疗体制存在的问题，包括基层医疗服务的诊疗水平、医疗配备与居民的就医需求存在较大差距，基层医疗服务能力薄弱，尤其表现在医疗机构服务能力薄弱、服务占有率较低、缺乏居民信任度等。因此，必须对分级医疗体制中的各级，包括基层医疗体制进行改革，主要是发展全科医疗和完善双向转诊制度等，从而改进医疗服务的可及性、公平性，改变同质性，确保一般诊疗下沉到基层，构建连续性、协同性的医疗服务体系，实现医疗资源的成本效益最大化。

2.1.4　初级医疗体制改革关键性问题的相关研究

杨敬宇、宋向嵘[②]（2017）提出，对基层医疗资源配置的行政化问题进行改革，改革基层的"行政垄断性医疗服务供给体系"，构建充分竞争的基层医疗服务供给体制是关键。他们认为，行政化垄断是我国医疗服务供给体制的基本特征，在行政化供给体制下，政府不仅通过建立基层医疗机构直接提供医疗服务，而且通过行政部门自上而下的行政管控措施来管理医疗机构，如收支两条线管理，这样，无法"强基层"，也难以激励基层医疗机构或医生开展基层医疗服务。因此，应当改革基层医疗资源的行政配置体制，引导社会非营利性医疗机构发展壮大，并与公立医疗机构平等竞争，全科医生、退休医生或者自愿组合的医生团队均可在社区举办个体或合伙民营医疗机构，使基层医疗机构的医疗资源通过民间资本的进入而盘活，让医保资金跟随患者的选择成为基层医疗机构的主要收入，从而促进不同基层医疗机构之间的有效竞争，强基层，建立基层首诊制度。

一些学者将全科医生培养和全科医生制度的建立作为初级医疗体制的关键进行研究。刘小平等[③]（1995）指出，全科医生是第一线的、与病人首先接触

---

① 方鹏赛，邹晓旭，孙宇. 我国分级医疗服务体系建设的关键问题［J］. 中国医院管理，2014（9）：1－3.

② 杨敬宇，宋向嵘. 浅论竞争性医疗服务体系建设［J］. 管理观察，2017（1）：118－122.

③ 刘小平，吴春容，黄永昌. 全科医生在预防保健中的作用［J］. 中国初级卫生保健，1995，9（9）：4.

的医生，他们与社区居民接触最频繁且关系最密切，能最大限度地满足社区居民对医疗服务的需求，因而全科医生是高质量、高水平的初级医疗服务的最佳提供者，是医疗服务体系的协调员和守门员。代涛等[①]（2015）认为，分级医疗的核心是实现医疗资源配置优化，而建立完善的全科医生制度是提供基层医疗服务的重心，完善的全科医疗服务不仅能为公众健康把关，并能在一定程度上抑制医疗费用的过快增长，实现医疗资源优化配置。

潘小炎[②]（2013）指出，全科医生是接受过全科医学专门训练，执行全科医疗的医疗服务提供者，能为个人、家庭和社区提供优质、方便、经济、一体化的医疗服务，进行生命、健康与疾病全面管理的医生。全科医学是生物医学、行为科学及社会科学的综合，是以病人为中心、家庭为单位、社区为范围，提供综合性的基层医疗服务的临床学科。改革开放以来，随着社会经济的快速发展，人们生活水平提高、寿命延长，人口老龄化程度加快，居民疾病谱和医疗需求发生显著变化，全科医学的产生与老龄化、疾病谱和死因谱变化、医学模式转变等事实紧密联系，全科医学与全科医生队伍的形成和发展、基层医疗服务的兴起，是医学模式重大变革的大趋势。高综合素质的全科医生是支撑基层医疗服务发展的关键，是我国医药体制改革成功与否的重要因素。

匡莉[③]（2016）对基层医疗服务的关键性问题进行研究，认为全科医疗是基础保健的核心，是各国高价值医疗服务体系的基石。其对全科医疗的首诊、可及性、连续性、协调性和综合性五大特征功能进行研究，提出以五大核心特征功能为重点，强化基层医疗服务体系，促进基层医疗服务转型升级，从全科医生的数量、薪酬制度、医保采购和全科医生教育培训等方面完善全科医生制度，从组织层面建立利于实施具有全科医疗特征的管理制度和服务流程。

国内还有一些研究认为，改革医疗保障制度是初级医疗体制改革的关键之一。楚廷勇[④]（2012）对我国医疗保障制度 60 多年的发展沿革，尤其是基层医疗保障体制进行了研究，指出基层医疗保障制度改革是医改中的重点问题。由于我国经济体制改革先行、其他体制改革相对滞后和先实验后推广的制度安

---

① 代涛，黄菊，马晓静. 国际全科医生制度发展历程：影响因素分析及政策启示 [J]. 中国卫生政策研究，2015，8（2）：2.

② 潘小炎. 广西全科医生综合素质评价指标体系研究 [D]. 长沙：中南大学，2013.

③ 匡莉. 全科医疗核心特征功能、高绩效作用机制及其政策涵义 [J]. 中国卫生政策研究，2016（1）：2-3.

④ 楚廷勇. 中国医疗保障制度发展研究——基于国际比较的视角 [D]. 大连：东北财经大学，2012.

排，我国医疗体制改革相对经济体制改革滞后，并且既存在新体制特征，又有计划体制残留。医疗保障制度发展的三个阶段分别为计划经济时期形成的具有福利色彩的免费医疗阶段、20 世纪 80 年代改革开放后形成的社会医疗保险阶段、2009 年新医改方案颁布之后建立的新全民医保阶段，这三个阶段的发展使我国基本医疗保障制度与经济体制改革相适应，取得了一定的成绩，但仍然存在问题，包括医疗保险制度、医疗服务机构和药品生产流通体制三个方面的改革还没有同时进行，目前的医疗保障补偿水平无法抵消迅速上涨的医疗费用，引起诸多社会矛盾等。楚廷勇系统分析和归纳了美国、英国、日本、新加坡的医疗保障制度实践经验，通过对我国医疗保障制度与国外典型国家实践进行比较分析，获得借鉴和启示。作者尤其论述了中国和国外医疗保障制度发展中存在的医疗费用增长过快引起财政压力的共同性问题，认为医生的道德风险和医疗新技术的开发是我国医疗费用增长的主要因素，而解决的有效措施是减少政府的大包大揽和强调个人责任。

许静[①]（2010）对初级医疗体制中的医疗保险制度进行了研究，指出医疗保险对城市基层医疗机构提供医疗服务发挥着重要作用。其通过对 20 个国家初级医疗实践中社会医疗保险发挥的作用进行系统研究，定量分析我国 2007 年 28 个重点联系城市社区医疗服务体系建设的基线调查及 2008 年 36 个重点联系城市社区医疗服务体系建设的常规监测相关数据，用 ANOVA 法比较分析了社区医疗服务机构调查指标间的差异，得出医疗保险制度建设有助于初级医疗服务供给的公平性和效率，城市医疗保险在社区医疗服务体系建设中的服务效率性的提高、服务公平性的改善方面发挥了重要的作用。因此，在医疗保险走向全覆盖的过渡期内，应逐渐扩大对社区医疗服务机构的覆盖率和提高对其的补偿率。

2.1.5　关于初级医疗体制改革对策的研究

何坪等[②]（2013）以重庆市渝中区内所辖 12 个社区卫生服务中心为研究对象，通过对基层医疗机构综合配套改革前后的主要变化进行研究比较和统计分析，发现了几个主要问题：其一，基层高职称人才缺乏，全科医生数量不足，队伍极不稳定；其二，基层药物供销断档，配送不及时；其三，基层医疗

---

① 许静. 中国城市医疗保险制度在社区卫生服务体系建设中的作用与影响分析 [D]. 武汉：华中科技大学，2010.

② 何坪，刘平，潘传波，等. 基层医疗卫生机构综合配套改革与实践分析 [J]. 中国全科医学，2013，16（8A）：2561-2564.

机构医疗效率较低；等等。据此对基层医疗体制从人事制度改革、拓宽筹资渠道、完善药物制度等方面提出了政策建议。首先，深化人事制度改革。在分配制度改革上，实行临聘人员和在编人员职工同酬，采取"等级基本工资定期增长幅度"，在人才培养方面结合全科医生制度制定防治结合型全科医学人才培养、考核与管理政策，吸引高学历、高技能全科医生到社区工作。其次，拓宽社区医疗服务筹资渠道。按服务人口，医疗服务费用需要加大各级政府公共财政在医疗服务方面的支付，包括积极推进门诊统筹，将全科医生与居民签约服务内容和服务费标准纳入门诊统筹范围，调整医疗服务价格标准，充分体现基层医务人员服务价值。最后，对基层医疗机构用药量较大的基本药物，选择本地优质国有企业试行定点生产，保证基层主要用药供应，对不按约定要求生产、配送的企业进行相应处理。

杨宇霞[①]（2012）专门针对我国农村初级医疗体制中存在的质量问题，指出由于农村基层医疗服务中政府投入机制、运行机制、监督机制的缺陷和缺失，导致目前农村基层医疗服务技术水平较差、药物滥用、诊疗行为不规范等问题，认为破解农村基层医疗服务质量问题的关键是质量监督机制的重塑，并提出农村基层医疗服务质量利益相关者协同治理的对策，包括医患关系、医院运营、新型农村合作医疗保险环节的治理结构的改革和重塑。

孙宁霞、赵凯[②]（2010）通过对英国初级保健制度进行研究，指出90%的患者选择到注册的全科医生处看病，80%的慢性病医疗问题在全科医生处解决。在英国，初级保健系统的运作模式是全科医生扮演健康"守门人"的角色。他们认为，我国初级医疗体制改革可以借鉴英国经验，健全和强化全科医生制度和全科医疗在基层的角色。其一，注重全科医生的规范化培养，提升全科医生的职业素质，主要是提高临床技能，优化社区卫生保健整体服务水平。其二，加强社区医疗和综合性医院的联动发展，整合医疗资源，在"双向转诊"中实现全科转专科、专科再转回全科的良性互动。

陈鸣声[③]（2013）探讨了初级医疗体制中的基层药物保障体制，对初级医疗合理用药问题提出了相应建议。第一，基层医疗机构通过各项政策措施的联动效应促进供方合理用药，采用单项政策内约束机制和激励机制的融合、规制

① 杨宇霞. 新农合制度下农村基层医疗服务质量及其治理研究 [D]. 重庆：西南大学，2012.

② 孙宁霞，赵凯. 英国全科医疗与初级保健制度初探 [J]. 中华全科医学，2010，8（12）：1587−1589.

③ 陈鸣声. 基层医疗机构合理用药激动性规制研究——基于信息租金和契约设计的视角 [D]. 上海：复旦大学，2013.

性举措与补偿性政策配套，形成根据供方合理用药水平进行相应支付补偿的机制。第二，基层医疗机构药品招标引入充分竞争机制，严控中标药品的价格和质量，承诺企业中标后的区域独家生产经营权，以"价格换市场"进行激励。第三，消除药品定价的不合理经济激励因素，结合配套措施规范用药水平。第四，以制度规制寻租行为，同时采用医疗机构补偿和医保支付机制建立实现合理用药的经济激励机制。第五，设计用药水平考核机制。第六，针对实施药品零差率和综合补偿后用药水平仍不合理的基层医疗机构，实行以总额预付为主体的支付方式改革等措施，使财政补助、一般诊疗费收入、医疗保险支付等成为基层医疗机构的主要收入渠道。

2.2 国外文献综述

欧美一些知名学者的研究观点和结论对各国初级医疗体制的建设产生了不同程度的影响，一些重要研究的影响甚至是世界范围的，这其中较为著名的学者是英国经济学家威廉·贝弗里奇，其经典著作《贝弗里奇报告——社会保险和相关服务》对全世界的国民医疗保障和卫生保健制度的设计和建设产生了巨大而深远的影响，其所倡导的理念、原则及所确立的制度框架，影响了当时的英国及欧洲其他国家，乃至整个世界医疗体制的建设和发展。该报告分析了英国社会保障制度的现状和问题，制定了英国的福利政策蓝图，主要方式是通过建立一套以国民保险制为核心的社会保障制度，为国民提供全面、免费的医疗服务，同时由国家对整个福利系统进行统一的管理。报告提出，国家应该为每一个公民提供九种社会保险待遇，同时提供全方位的医疗和康复服务，并根据个人经济状况提供医疗救助。贝弗里奇认为，社会保险包括社会医疗保险，应遵循四项原则：一是普遍性的原则，强调社会保险应该覆盖全体居民；二是保障基本生活的原则，要求社会保险只能确保每一个公民最基本的生活需要；三是统一的原则，所有的社会保险包括医疗保险的缴费标准、待遇支付和行政管理应当统一，没有差别；四是权利和义务对等的原则，在享受社会保险的同时必须以劳动缴纳保险费为基础。并要求建立完整的社会保险包括医疗保险制度体系，在这个制度体系下，不管收入多少、风险多高，全体国民必须参加并由政府强制实施。① 《贝弗里奇报告——社会保险和相关服务》事实上构建了全

---

① 叶俊. 我国基本医疗卫生制度改革研究 [D]. 苏州：苏州大学，2016：82—83.

民覆盖的基本医疗服务供给制度和社会医疗保险制度的雏形。

此后，由于英国在基层医疗体系大力发展全科医生制度，欧洲和美国其他发达国家初级医疗服务体系中的全科医生、家庭医生不断发展，关于分级医疗第一级的重要甚至主要组织形式——全科医生、家庭医生及其制度构建的研究日益丰富。1950年，澳大利亚医生 Collings 在 *The Lancet* 发表全科医生现状调查报告[①]，指出英国全科医疗及全科医生的现状和问题，提出需要为全科医生建立一个独立的学术团体来制定执业标准，推动教育和科研工作，这成为英国全科医生制度在初级医疗体制中担任核心角色，成为医疗体制的"守门人"的转折点。1952年，英国皇家全科医生学会正式成立，学会建立以后逐渐开展全科医生的规范化管理，促进了英国全科医疗技术发展。从此，英国全科医生获得了全科医生执照，全科医生的身份和收入进一步提高。

20世纪60年代，美国公众对医疗系统表达不满，促使其开始建立家庭医生制度，公众抱怨医生短缺、农村和内陆地区医疗服务可及性低、医疗服务成本太高、医疗服务非人性化等问题。[②] 针对公众关心的问题及抗议，美国医师协会做出回应，并且于1966年发布 Millis 报告、Folsom 报告和 Willard 报告三份重要文件。Millis 报告指出，医生不应只关注个体器官和系统，而应关注具有复杂生命功能的整体，部分诊断或治疗往往忽视主要致病因素和治疗机会。Folsom 报告认为，每个人都应该有一个提供家庭及持续医疗服务的医生，这种医生强调预防医学，他了解影响病人及其家人健康的社交、情绪和环境因素，他关注病人整体，且与病人保持联系。"家庭医生"一词最早出现于1966年由美国家庭医学教育委员会提交的 Willard 报告中，Willard 报告表示，美国民众迫切需要大量合格的家庭医生提供基层医疗服务。这些报告成为美国建立家庭医生制度以来主要提供初级医疗服务的标志性事件。[③]

德国学者托马斯·格林格尔研究了德国医疗体制供给结构的演进和转型，指出德国从1992年以来经历了以竞争为中心的初级医疗服务供给结构现代化的改革。1992年，德国实施《卫生结构法案》所引起的转变，不仅影响德国医疗体系的医疗结构，而且影响其筹资来源和监管机制。这次医疗政策转型的

---

① Petchey R. Collings report on general-practice in England in 1950: unrecognized, pioneering piece of British social research [J]. British Medical Journal, 1995, 311 (6996): 40—42.

② Stephens G G. Family medicine as counterculture: 1979 [J]. Family Medical, 1998, 30 (9): 629—636.

③ Folsom M B. National commission on community health services: health is a community affair [M]. Cambridge Mass: Harvard University Press, 1966.

核心是以竞争为中心的医疗供给结构改革，此次改革逐步在医疗领域建立起一个有管制的市场，以提高医疗服务尤其是初级医疗服务的效率。对于初级医疗服务供给体制改革的主要措施包括：第一，通过给予被保险人自由选择权，建立医疗保险基金间的竞争机制，使保险基金为了留住投保人，必须降低缴款率，因此降低了居民的医保缴款负担，减少了个人医保费用负担；第二，对于初级医疗服务的供给者门诊部门，虽然医生的报酬仍然基于按项目付费的原则，但是引入诊所预算制，从而限制医疗服务供给的盲目扩张，提高卫生资源配置效率，降低医疗服务费用；第三，治疗成本逐步从由政府负担转向由个人负担，实现权责对应，同时防止医疗服务过度消费；第四，赋予医疗保险基金更多自主权，尤其是可以选择与单个医生群体缔结合同，而不再是只能与具有区域性、垄断性的法定医疗保险医师协会缔结合同，促使初级医疗服务提供者提高服务质量以争取医疗保险基金的合同。这样的医疗体制尤其是初级医疗体制的现代化转型，对于应对德国经第二次世界大战后医疗费用激增、实现医疗控费的目标、全面提高初级医疗服务的质量，具有非常重要的意义。[1]

Olivier Nay 等[2]（2016）研究了法国近几十年的医疗体制变迁，论述了法国医疗体制的可及性和公平性的实现现状，指出法国在数十年的医疗制度演进中，首先，基本医疗服务通过社会医疗保险的普及基本实现了全体国民、各层次人群的覆盖，尤其 1999 年以后，政府通过覆盖全民的基础医疗保险（CMU）使全民取得了获得基础医疗的免费入口，过去排除医疗保险之外的人群被包含在其中，从而实现了初级医疗服务供给的全民可及；其次，法国政府近年来对医疗体制的作用力度逐步增强，通过制度安排和政策引导实现了医疗服务包括初级医疗服务的全民可及，尽管法国并非像英国这样的全民医疗保障国家，但政府在医生培训、医疗供给（主要是公立医疗机构的医疗供给）和医疗保险方面发挥了重要的作用；最后，由于法国在教育等方面的不平等，仍然影响着医疗服务的社会再分配，在一定程度上阻碍了医疗卫生领域公平和正义目标的完全实现。Olivier Nay 等着重指出私人医生（私营诊所医生）在初级医疗服务中承担的核心角色，他们扮演着法国居民在生病时的第一呼叫对象的角色，是医疗体制的重要"守门人"。

---

① 托马斯·格林格尔. 德国医疗改革的范式转变及其影响 [J]. 苏健，译. 海外学术之窗，2011：22－24. 原载于 Health Care Reform in Cennany [J]. German Policy Studies, 2010 (1).

② Olivier N, Béjean S, Daniel B, et al. Achieving universal health coverage in France：policy reforms and the challenge of inequalities [J]. The Lancet, 2016 (2)：1－3.

对于加拿大的初级医疗体制，Erin Strumpf 等[1]（2012）研究了加拿大近十年部分省份的初级医疗体制改革方案，指出各省的基层医疗改革方案在基础架构、薪酬、职工总数、医疗质量与安全性及持续性改革方面的一些共同经验和启示，主要包括：各省在基础架构上采用多学科、跨业的基层医疗团队服务；在薪酬上采用调和型薪酬模式（将医疗费用与接诊数量或奖金相结合）；在职工总数上增加基层医疗服务提供者（包括家庭医生、执业护士及助产士）的数量；通过提高电子病例的利用率和普及程度等提高医疗质量和安全性。基层医疗改革方案依靠人们自愿参与、渐进式改革和广覆盖范围的模式，使基层医生了解新的组织形式和薪酬模式，从而提高医生的工作成效及他们对工作年限和收入的满意度。他们特别强调家庭医生在初级医疗体制中的重要性、改革对初级医疗主要提供者家庭医生队伍的影响，指出初级医疗体制改革极大提升了家庭医学专业的就业吸引力，吸引了众多医学毕业生选择该职业方向。

Starfield 等[2]（2005）通过实证研究证明，假如一个国家采用以基层医疗机构为主的医疗服务体系，那么该国居民健康水平普遍较高，居民满意度也相对较好，同时整体医疗服务成本控制也较理想，因此，国家应着重提升基层医疗服务在医疗服务体系的地位。可选择的路径包括提升全科医生诊疗服务能力、拓展全科诊疗的服务范围、上下级医院联动等，最终使基层医疗服务的连续性、可及性、公平性得到保障，使患者的就医导向变得合理，使医疗资源的分配达到最优化。

Lam J，Collins R A[3]（2011）通过对各国实践经验的研究证实，以全科医疗为核心的基础保健与卫生系统绩效、成本、效果、质量呈正相关，对提高医疗卫生质量和改善病人健康结果有着明确的意义。1995 年，世界卫生组织（WHO）与世界家庭医生组织的合作文件也指出，任何国家的医疗保健体制都应转为以基础保健为主[4]。

---

[1] Erin S, Jean-Frédérie L, Natalie C, et al. Innovative and diverse strategies toward primary health care reform: lesson learned from Canadian experience [J]. The Journal of the American Board of Family Medicine, 2012, 25 (1): 27—33.

[2] Starfield B, Shi L Y, Macinko J. Contribution of primary care to health systems and health [J]. The Milbank Quarterly, 2005, 83 (3): 457—502.

[3] Lam J, Collins R A. Effective primary health care is essential for a high-quality, equitable, and cost-effective health care system [J]. Hong Kong Medical Journal, 2011, 17 (3): 3.

[4] Green S, Leopando Z, Clearihan L. The trend of hospitalization insurance [J]. WONCA Asia Pacific Journal of Family Medicine, 1995 (6): 8—11.

2.3　国内外文献简要评述

关于初级医疗体制和医疗资源配置的相关文献为本书提供了研究背景和实践参考，但仍然有几个方面的不足。其一，已有研究对医疗体制供给布局与医疗资源配置合理状态的理论分析存在不足。目前的研究较多直接讨论我国医疗资源配置的倒金字塔结构是不合理的，却未对其不合理性给出有力的理论阐释，一些研究也指出，医疗资源配置的金字塔结构是合理状态，但同样未从理论上给予有力阐释。其二，目前国内学者对于初级医疗体制中政府和市场的角色定位和作用范围仍然存在很大争论，尚未形成具有一致性的认识。在初级医疗体制中，应当让市场机制发挥对医疗资源配置的决定性作用，但是强化医疗资源配置的计划性、增加行政干预色彩，尚未形成较为统一的结论。其三，已有研究主要讨论初级医疗体制的功能地位及其在分级医疗体制中所处的地位，未给出具有理论支撑的定义和定位。

第3章　初级医疗体制的范畴

3.1　初级医疗体制的组成机制

初级医疗体制包括初级诊疗服务体制、基层药品供应保障体制、初级医疗保障体制等①-④，这些是初级医疗体制的组成部分。党的十七大报告指出，提高全民健康水平，要建设覆盖城乡居民的医疗服务体系、医疗保障体系、药品供应保障体系。《中共中央国务院关于深化医药卫生体制改革的意见》提出，建设覆盖城乡居民的公共卫生服务体系、医疗服务体系、医疗保障体系、药品供应保障体系，四大体系相辅相成，配套建设，协调发展，并提出到2020年，我国普遍建立比较完善的医疗服务体系、比较健全的医疗保障体系、比较规范的药品供应保障体系、比较科学的医疗卫生机构管理体制和运行机制，形成多元办医格局，基本适应人民群众多层次的医疗卫生需求。除去公共卫生服务体系属于卫生体制，医疗服务体制、药品供应保障体制、初级医疗保障机制都是医疗服务供给体制的主要组成机制。⑤ 而作为医疗服务供给体制的第一级，初级医疗体制也对应包括初级诊疗服务体制、基层药品供应保障体制、初级医疗保障体制等重要组成体制机制。

---

① 许静. 中国城市医疗保险制度在社区卫生服务体系建设中的作用与影响分析 [D]. 武汉：华中科技大学，2010.

② 楚廷勇. 中国医疗保障制度发展研究——基于国际比较的视角 [D]. 大连：东北财经大学，2012.

③ 陈鸣声. 基层医疗机构合理用药激动性规制研究——基于信息租金和契约设计的视角 [D]. 上海：复旦大学，2013.

④ 林淑周. 提高基层医疗机构卫生服务能力研究综述 [J]. 福州党校学报，2012 (1)：26-30.

⑤ 综合《国务院办公厅关于印发深化医药卫生体制改革 2014 年工作总结和 2015 年重点工作任务的通知》《国务院办公厅关于印发深化医疗卫生体制改革 2016 年重点工作任务的通知》《安徽省人民政府关于基层医药卫生体制综合改革试点的实施意见》等文件。

（1）初级诊疗服务体制。

初级诊疗服务体制是由基层医疗机构①直接向社区居民和广大农民提供日常诊疗服务的体制，是医疗服务供给体制的第一级，对应医疗持续进程的第一个诊疗环节。初级诊疗服务体制的主要要素包含功能定位、载体和组织形式、作用机制等。

综合我国《国务院办公厅关于印发深化医药卫生体制改革 2014 年工作总结和 2015 年重点工作任务的通知》《国务院办公厅关于印发深化医药卫生体制改革 2016 年重点工作任务的通知》等文件，初级诊疗服务体制应包括基层医疗机构雇佣制度和人事制度、基层医疗服务价格政策、医务人员薪酬制度、基层医疗机构管理机制、基层医疗技术和设施制度、基层医疗服务规程等要素。其中，基层医疗机构是初级医疗服务的载体，按照《中国卫生和计划生育年鉴》，我国目前的基层医疗机构设置一般包括社区卫生服务中心（站）、街道卫生院、乡镇卫生院、村卫生室、门诊部和诊所②。除此之外，基层医疗机构还应包括药堂坐堂医生、目前仍然存在的少量兼务农业的医生等。

（2）基层药品供应保障体制。

基层药品供应保障体制是指基层药物的生产供应、采购配送、合理使用、价格管理、质量监管等多个环节的有效管理的制度，一般包括基层药品采购机制、基层药品生产流通机制、基层药品价格形成机制、药品生产和供应情况报送监测机制等。③包括通过各种制度、政策、调控手段如价格规制等保障药物在初级医疗层级供需平衡的制度内容。药品的质量标准设立、药品价格管理、药品生产和供应的载体管理、准入和退出规程（医药公司、开业药剂师、药店、中药药堂等）、人力要素管理（如药剂师等）、药品的技术和设施制度设立等都是基层药品供应保障机制的因素。

（3）初级医疗保障体制。

初级医疗体制的良好运转当然涉及初级医疗体制的筹资和支付问题，即初级医疗体制的"钱从何来""钱往哪去"问题。初级医疗体制的筹资和支付问题，就是初级医疗保障体制。

从广义上讲，初级医疗保障体制包括：初级医疗的筹资体系，即公共财政

---

① 如前文论述，基层医疗机构即初级医疗机构，二者指代同一内涵。

② 中国卫生和计划生育委员会. 中国卫生和计划生育年鉴（2015）[M]. 北京：中国卫生和计划生育年鉴社，2015.

③ 国务院办公厅关于印发深化医药卫生体制改革 2016 年重点工作任务的通知［EB/OL］. [2016－04－21]. http://www.gov.cn/zhengce/content/2016－04/26/content_5068131.htm.

预算、医疗保险基金和社会捐赠等，确保医疗卫生服务的提供能够获得稳定和持续的资金与资源支持；合理的支付机制，以某种风险共担、预付和统筹的方式，使医疗服务对于每个居民或其家庭都具有可负担性[1]，它涉及社会再分配，还涉及医疗资源配置的效率和医保控费等问题。按照主要筹资来源、支付方式、覆盖水平等，可以将不同国家的医疗保障体制分为不同类型，主要有国家医疗保障体制、社会保险医疗体制、商业保险医疗体制、强制储蓄型体制和混合体制[2]。目前，绝大多数国家实行社会保险医疗体制。[3] 例如，实行国家医疗保障体制的英国，1948 年正式建立国家卫生服务体制（NHS），实行全民免费医疗服务，其医疗卫生体系的资金主要由税收筹集，几乎全部医疗服务包括初级医疗的诊疗服务和药品的支付都由政府预算提供经费，居住在英国的合法居民，除了支付一些处方费等，可以享受免费的医疗服务，这成为国家医疗保障的典范。而目前主要实行社会保险医疗体制的中国，在 20 世纪 80 年代改革开放后形成了包括城镇职工基本医疗保险、城镇居民基本医疗保险和新型农村合作医疗及医疗救助体系的医疗保障体制，旨在覆盖部分初级医疗体制的筹资和支付。我国目前正处于建立新全民医保的转型期。[4]

初级医疗保障体制与初级医疗服务的可及性和效率紧密相关，同时，医保机构代理人身份的确立在很大程度上决定着居民利用基层医疗服务的能力[5]。其一，世界卫生组织尤其强调初级医疗的全民可及问题，可及性既包括物理上的可及性，又包括经济上的可负担性。物理上的可及性主要通过医疗资源的配置来实现，以确保人民群众能够就近并及时接受初级医疗服务。经济上的可负担性主要通过全民覆盖的初级医疗保障体系来实现，医保管理机构作为第三方支付者在"消费者与卫生服务提供者之间充当中介人"[6]，代表参保群体（即委托者）负责初级医疗服务的购买，并以公平的预付和共付制度来分散参保者

① 何子英，郁建兴. 走向"全民健康覆盖"——有效的规制与积极的战略性购买 [J]. 社会观察，2017（2）：59-62.

② 蔡廷勇. 中国医疗保障制度发展研究——基于国际比较的视角 [D]. 大连：东北财经大学，2012.

③ 丛亮. 国外医疗保险制度对我国的启示 [J]. 辽宁医学院学报（社会科学版），2009（3）：18-20.

④ 楚廷勇. 中国医疗保障制度发展研究——基于国际比较的视角 [D]. 大连：东北财经大学，2012.

⑤ 王晶，杨小科. 中国农村基层医疗卫生改革的制度选择与发展反思 [J]. 东北师大学报，2014（6）：68-72.

⑥ 雷克斯福特·桑特勒，史蒂芬·纽恩. 卫生经济学——理论、案例和产业研究 [M]. 3 版. 程晓明，叶露，刘宝，等译. 北京：北京大学出版社，2006：85.

的医疗费用财务风险，从而"减少患者对自付（out-of-pocket payment）的依赖性"①，因此，医疗保障制度保证了基层医疗服务的供给可及性。其二，医保机构代理人身份的确立决定居民利用基层医疗服务的能力。正如德国学者托马斯·格林格尔研究德国对于初级医疗服务社会医疗保障体制的设计，通过给予被保险人自由选择保险基金的权利，建立医疗保险基金间的竞争机制，再通过赋予医疗保险基金自由选择初级医疗的供给主体——垄断性代表的法定医疗保险医师协会缔结合同的权力②，这样医疗保险成为患者的代理人，在一定程度上改变了患者在初级医疗服务供需关系中的弱势地位，将患者和初级医疗服务提供者之间的竞争关系转变为集团对集团的垄断竞争，从而迫使初级医疗服务供给主体提高供给质量和效率，保障医疗资源的有效配置。

3.2　初级医疗体制的主要要素

认识初级医疗体制改革需以优化资源配置作为核心问题，要着重解决两方面问题：其一，资源在空间上的配置，主要是医疗资源在末端区域的配置格局；其二，载体和组织形式，即供给如何满足需求，用什么组织形式和发育来承担资源配置，让制度安排来实现资源的自动合理配置，让机制自动合理运行而非通过行政命令优化配置医疗资源。

本书讨论初级医疗体制的制度设计时，主要讨论初级医疗体制总体及其各组成机制的功能设计、载体和组织形式、作用机制、作用结果等构成体制的主要要素。

---

① Yip W，Hsiao W，Meng Q，et al. Realignment of incentives for health-care providers in China [J]. The Lancet，2010，375（27）：1120-1130.

② 托马斯·格林格尔. 德国医疗改革的范式转变及其影响 [J]. 苏健，译. 海外学术之窗，2011：22-24. 原载于 Health Care Reform in Cennany [J]. German Policy Studies，2010（1）.

第 4 章　医疗资源配置的金字塔结构原理

　　本书研究我国初级医疗体制的改革问题，主要研究初级医疗体制与资源配置的关系，以及其合理性和不合理性，据此探讨初级医疗体制应当如何构建。这里首先需要探讨医疗资源"合理配置"的标准，即寻求医疗资源配置的合理状态及客观规律。

　　本章初步概括并论述了医疗资源配置的一般规律，即医疗资源配置的金字塔结构原理，主要包括三个层次：疾病发生的金字塔结构、医疗需求的金字塔结构和医疗体制供给的金字塔结构。

4.1　初级医疗体制改革对客观规律的响应

　　医疗资源是一种经济资源，因此医疗体制是一种经济体制。而经济体制是生产关系的具体实现形式，反映的是社会经济采用的资源配置方式。[①]经济体制是指一个经济集体为了配置资源和对其成员分配利益所必须具有的、组织协调内部各种经济要素和全部经济活动的一整套制度安排。换言之，经济体制供给的内容就是资源配置。本书主要研究初级医疗体制，即如何覆盖全体社会成员中多数患者的医疗体制。我国分级医疗体制的构建始于中华人民共和国成立之初，经过 70 年，目前已经建立了一个总体上覆盖全体社会成员的医疗体制。但是，初级医疗体制并不十分合理，大量医疗资源聚集在二级、三级医院，尤其是优质医疗资源基本在三级医院富集，以至于无论是在城市还是在农村，基层医疗机构缺医少药，使得大量患者的常见多发疾患不能在基层医疗机构得到解决，只能集中到二级、三级医院求诊，造成"看病难、看病贵"的现象，形成了医患矛盾不断加深、医疗成本不断攀升、医保基金不堪重负的严峻局面。

---

　　① 吴树青，逢锦聚. 政治经济学［M］. 4 版. 北京：高等教育出版社，2009.

我国初级医疗体制这种窘迫局面形成的根本原因，在于我国分级医疗体制的构建违背了医疗资源配置的客观规律。本书在广泛研究大量医疗文献的基础上，梳理出医疗资源配置的规律性认识，并概括为医疗资源配置的金字塔结构原理。

4.2　三个分布规则

运用相关理论对疾病发生、医疗需求和医疗体制供给及其内在关系进行分析，可以发现三个分布规则：疾病发生的金字塔结构、医疗需求的金字塔结构和医疗体制供给的金字塔结构，这三个分布规则组成了医疗资源配置的金字塔结构原理。

国内一些研究已经指出，我国医疗体制分级是不合理的，其对医疗资源的配置结果，使得我国的医疗资源配置结构呈现倒金字塔形或倒三角形[1][2]，医生数量、医疗卫生预算等资源配置都呈现轻基层医疗机构、重医院的格局，并且医疗资源还在不断向高等级医院富集，使基层医疗机构和医院之间的资源结构愈发失衡，学者们指出，这种体制对医疗资源的扭曲配置，使基层医疗服务资源短缺、服务能力不强、不能满足群众基本医疗服务需求，引起"看病难、看病贵"等种种社会问题[3][4]。这些研究指出了我国目前医疗体制引起的种种社会问题，却少有从理论上解释这样的倒三角形医疗资源配置结构为何是不合理的。另外，学者们一致指出，金字塔形或正三角形的医疗资源结构和医疗体制分级是合理的[5][6]，但也未从理论上很好地解释其合理性何在。2014 年 9 月，北京市人民政府发布《关于继续深化医药卫生体制改革的若干意见》，提出了未来 5~8 年的总体设计，按服务功能建立金字塔形的分级医疗服务体制，

---

① 李菲. 我国医疗服务分级医疗的具体路径及实践程度分析 [J]. 中州学刊，2014，11 (11)：91.

② 叶俊. 我国基本医疗卫生制度改革研究 [D]. 苏州：苏州大学，2016.

③ 徐盛鑫，李显文，刘钟明，等. 浙江省公立大医院建设与发展研究 [J]. 卫生经济研究，2009 (8)：9—14.

④ 国务院. 国务院关于发展城市社区卫生服务的指导意见 [EB/OL]. [2006-02-21]. http://www.gov.cn/xxgk/pub/govpublic/mrlm/200803/t20080328_32717.html.

⑤ 李菲. 我国医疗服务分级医疗的具体路径及实践程度分析 [J]. 中州学刊，2014，11 (11)：91.

⑥ 徐盛鑫，李显文，刘钟明，等. 浙江省公立大医院建设与发展研究 [J]. 卫生经济研究，2009 (8)：9—14.

大型医院将逐步大幅压缩普通门诊，基层医疗机构将承担为居民治疗常见病、慢性病、重症康复等功能，明确了金字塔形分级医疗体制的改革方向。

运用医疗资源配置的金字塔结构原理，以及三个分布规则和其之间的响应关系，能够为医疗体制的合理性判断提供理论依据，能够从理论上充分阐释医疗体制供给的金字塔布局，尤其是初级医疗体制应居于主体地位的必然性。

4.2.1　疾病发生的金字塔结构

疾病发生的金字塔结构是疾病与患者关系的一种结构现象，在一定范围内的全部人群中，所有疾病分成常见病和多发病、一般复杂疾病、罕见病三类疾病，三类疾病发生频次呈金字塔分布，即常见病和多发病患者最多，一般复杂疾病患者较少，罕见病患者最少。这是疾病发生的客观规律。

由于医学的核心内容是研究人的生物学特性，以此分析疾病和健康，而人的自然属性生物因素是医学模式的基础[①]，因此，医学是兼具自然科学和社会科学属性的科学，人类社会对医疗制度的安排，不可避免地受到人类疾病发生的自然规律的影响。《阿拉木图宣言》指出，初级卫生保健的提供首先应基于生物医学、流行病学等科学研究的基础上[②]。在国家或地区提供初级医疗服务时，首先要考虑医疗的自然科学属性，要遵从流行病学、疾病谱、死因谱等研究发现的疾病发生自然规律，再对医疗资源进行配置。

医学对人类疾病发生与流行的研究，一般通过统计方法来循证，揭示其一般性规律。医学和统计学密不可分。[③]"关于医学的任何决策不能单纯依靠经验和直觉，都要建立在证据的基础上"。[④]

医疗卫生研究中常通过疾病在地区、时间、人群中的分布情况和变化来研究疾病的发生规律[⑤]。下面将运用疾病发生指标对疾病发生在全球总体水平、世界各国的地区分布、我国1998—2008年的时间分布的情况进行数据分析。通过疾病统计数据研究获得的疾病发生证据，揭示人类疾病发生的自然规律。

---

① 王健华. 流行病学 [M]. 7版. 北京：人民卫生出版社，2008：2—8.
② WHO, UNICEF. 阿拉木图宣言 [EB/OL]. (1978—09—12) [2014—07—01]. http://www.who. int/topics/primary_health_care/alma_ata_declaration/zh/.
③ 王健华. 流行病学 [M]. 7版. 北京：人民卫生出版社，2008：7—9.
④ 王健华. 流行病学 [M]. 7版. 北京：人民卫生出版社，2008：8.
⑤ 王健华. 流行病学 [M]. 7版. 北京：人民卫生出版社，2008：2—8.

4.2.1.1　全球疾病发生的分布情况

疾病发生指标包括发病指标和死亡指标，这是衡量疾病发生的两大重要指标。常用的发病指标包括患病率、发病率等。[①] 首先运用发病指标对全球和我国疾病发生的分布情况进行分析。

医疗服务研究定义的"患病"包括三种情况：①自觉身体不适，去医疗单位就诊治疗；②自觉身体不适，未去医疗单位诊疗，但自服药物或采取一定的辅助治疗；③自觉身体不适，未去就诊治疗，也未采取自服药物或辅助疗法，但因身体不适休工、休学或卧床一天及以上。如发生三种情况中的任意一种，即为"患病"。因此，其较为客观地反映了疾病发生情况。患病率，也称流行率，是指特定时间内一定人群中某病新旧病例所占的比例，包括从过去一直存续到观察期内的旧病例和观察期之内的新发病例之和在一定人群中所占的比例。[②] 患病率是由横断面调查获得的疾病频率，是衡量疾病的存在或流行情况的静态指标。患病率是衡量疾病流行情况的常用指标之一。

2017 年，*The Lancet* 的报告研究了全球疾病发生情况，通过对全球 191 个国家疾病的患病率等进行分析，指出 2016 年全球患病率最高的 10 大疾病中，前三大疾病包括恒牙龋齿、潜伏性结核感染、紧张型头痛的患病率分别达到 33.9%、31.8%、26.5%，前三大常见病的平均患病率达到 30.6%。2016 年，全球前三大常见病的患病病例数达 62.4 亿，前十大常见病的患病病例数为 123.04 亿。[③]

根据世界卫生组织 2007 年出版的《国际疾病分类第 10 版》[④]（ICD 10）修订版，全球发现的疾病总共 26000 多种。而据 WHO 统计，全球共约 7000 种罕见发生的疾病，罕见发生的疾病一般指患病人数占总人口 0.065%～

[①]　王健华. 流行病学 [M]. 7 版. 北京：人民卫生出版社，2008：18−29.

[②]　流行病学是研究疾病分布非常重要的科学，它从研究疾病或健康在人群的分布入手，研究其分布的原因和有关影响因素以及疾病的原因等。

[③]　Abajobir, Amanuel A. Global, regional, and national incidence, prevalence, and yearslived withdisability for 328 diseases and injuries for 195 countries, 1990−2016: a systematic analysis for the Global Burden of Disease Study 2016 [J]. The Lancet, 2017, 390 (10100): 1211−1259.

[④]　何冰冰，张崖冰，夏苏建，等. 欧盟罕见病保障体系及启示 [J]. 中国卫生政策研究，2012 (5)：52−53.

0.01%的疾病。^① 目前，全球约 7000 种罕见病的患病病例总数近 4 亿^②，全球罕见病患病率为 5.6%。

从统计数据可知，仅潜伏性结核感染一种常见病，2016 年全球患病病例数就相当于 7000 种罕见病全球患病病例数之和的 5 倍多，全球所有罕见病的年患病病例数之和尚不及 1 种常见病的年患病病例数的 20%。

根据 *The Lanaet* 相关报告和其他文献对疾病在全球患病^③情况的统计^{④⑤}，将各种疾病按在全球的年患病病例数由多到少进行排列，每一组 10 种疾病：第 1 组为恒牙龋齿、潜伏性结核感染、紧张型头痛等全世界患病率最高、患病病例数最多的 10 种疾病^⑥，即流行率最高、最常见的疾病；第 2 组为患病率次高的 10 种疾病；最后一组为患病率最低、最罕见的 10 种疾病。如图 4-1 所示，2016 年全球疾病的患病病例数呈现金字塔分布。

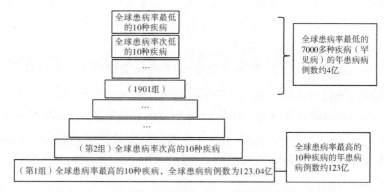

图 4-1　全球疾病的患病率、患病病例数的金字塔分布

① 国际罕见病日：中国罕见病患者约 1904 万人 常见的罕见病有哪些？［EB/OL］. ［2018-02-28］. http://dy.163.com/v2/article/detail/DBO4163M0514BRDN.html.

② 当你是世间唯一的病人：致全球 4 亿名罕见病患者［EB/OL］. ［2017-02-28］. https://www.cn-healthcare.com/article/20170228/content-490017.html.

③ 一位病人在同一时点可能患有两种或两种以上疾病，例如，同时患有恒牙龋齿和紧张型头痛，在患病病例统计时这位病人的恒牙龋齿和紧张型头痛，按照医学研究统计常规分别计入恒牙龋齿和紧张型头痛的病例数，是两个不同的患病病例.

④ Abajobir, Amanuel A. Global, regional, and national incidence, prevalence, and yearslived withdisability for 328 diseases and injuries for 195 countries, 1990-2016：a systematic analysis for the Global Burden of Disease Study 2016 ［J］. The Lancet, 2017, 390 (10100)：1211-1259.

⑤ 当你是世间唯一的病人：致全球 4 亿名罕见病患者［EB/OL］. ［2017-02-28］. https://www.cn-healthcare.com/article/20170228/content-490017.html.

⑥ Abajobir, Amanuel A. Global, regional, and national incidence, prevalence, and yearslived withdisability for 328 diseases and injuries for 195 countries, 1990-2016：a systematic analysis for the Global Burden of Disease Study 2016 ［J］. The Lancet, 2017, 390 (10100)：1211-1259.

从图 4-1 可以看出，用疾病的患病率、患病病例数等指标对全球疾病发生情况进行分析，疾病发生和流行情况呈现金字塔形的分层排列。

全球患病率高的疾病，与每一个普通居民或普通家庭都息息相关。以恒牙龋齿为例，其患病率达到 33.9%。中国和美国家庭平均人口数分别为 3.02 人和 2.54 人[1][2]，以全世界家庭平均人口数约 3 人来计算，平均每 1 个家庭就有 1 位恒牙龋齿患者。

慢性病中的糖尿病也是全球范围内患病率很高的疾病。2016 年，糖尿病全球患病率为 5.3%[3]，全球患病病例数约为 3.83 亿。糖尿病的患病病例数已接近全球 7000 余种罕见病患病病例数的总和。全球每 6 个家庭就有 1 个糖尿病患者。

渐冻症（肌萎缩侧索硬化症）全球年患病率为 0.005%[4]，全球年患病病例数约为 36 万。全球平均每 2 万人中会出现 1 位渐冻症患者。糖尿病的患病率是渐冻症的 2000 倍。因此，渐冻症是在日常生活中十分罕见，离普通居民、普通家庭较为遥远的疾病。

运用患病率、发病率等发病指标对全球疾病发生的分布情况进行分析，可将疾病分为三类：常见病和多发病、一般复杂疾病、罕见病。[5]

常见病和多发病，是指患病率或发病率较高（即流行程度较高），日常生活中比较多见，发生具有普遍性的疾病。根据 *The Lancet* 的相关研究数据，全球的常见病和多发病除恒牙龋齿、潜伏性结核感染等，还包括心血管病、糖尿病以及一些慢性呼吸系统疾病等[6]。2016 年，全球心血管病患病病例数为

---

① 我国家庭数量居世界之首：约 4.3 亿户 平均每户 3.02 人 [EB/OL]. (2015-05-15) [2018-05-02]. http://news.163.com/14/0515/13/9S9QRO9H00014Q4P.html.

② Stephen M，Rita P U S. Bureau of the Census [M]. Princeton：CiteSeer X，2011.

③ Abajobir，Amanuel A. Global，regional，and national incidence，prevalence，and yearslived withdisability for 328 diseases and injuries for195 countries，1990-2016：a systematic analysis for the Global Burden of Disease Study 2016 [J]. The Lancet，2017，390 (10100)：1211-1259.

④ 郭怡琳，霍金. 最长寿的渐冻症患者 [EB/OL]. (2018-04-03) [2018-05-05]. http://www.cfnews.org.cn/plus/view.php?aid=10588.

⑤ 结合 "Integrated health services：What and why?"《欧盟罕见病保障体系及启示》《基于病种的县级医院基本医疗服务范围的界定分析》《我国医疗服务分级医疗的具体路径及实践程度分析》总结得出.

⑥ 世界卫生组织. 2014 年全球非传染性疾病现状报告 [EB/OL]. (2014-05-15) [2018-07-18]. http://www.who.int/ncd.

4.69亿、慢性呼吸系统疾病患病病例数为5.71亿、糖尿病患病病例数为3.83亿[1]，这些都属于患病率很高的疾病。常见病和多发病中的单一种类疾病的全球年患病病例数甚至超过所有罕见病的全球年患病病例数的总和。按疾病流行程度评价，目前全世界比较公认的常见病多发病有数百种，孙淑卿等编制的《常见病诊断与治疗》收录了430余种多发病、常见病[2]。

一般复杂疾病，是指患病率或发病率介于常见病和多发病以及罕见病之间的疾病，其流行程度低于常见病和多发病，高于罕见病。

罕见病，是指患病率或发病率极低（即流行程度极低)[3]，损害人类健康甚至危及生命的疾病。世界卫生组织将罕见病定义为，患病人数占总人口0.01%~0.065%的疾病。[4] 欧盟将罕见病定义为，发病率小于0.05%，导致人体衰弱甚至危及生命的疾病。[5] 目前，世界已知罕见病约有7000种。[6] 罕见病一般为慢性非传染性疾病，80%由先天性遗传缺陷导致[7]。

基于医学的自然科学属性，医学通过对疾病的统计调研数据来获得证据，以分析疾病分布，揭露疾病流行规律，医学理论研究建立于流行病学等的疾病调研数据之上[8]。本书运用患病率、发病率等发病指标对全球疾病发生进行统计学分析，发现全球疾病发生的规律性特征：全球疾病的患病率呈现从常见病和多发病到一般复杂疾病，再到罕见病的分层分布；从常见病和多发病到一般复杂疾病再到罕见病，疾病的流行程度逐层降低，在日常生活中的常见性逐层减少。总之，全球疾病发生呈现金字塔形的分层分布结构。

---

① Abajobir, Amanuel A. Global, regional, and national incidence, prevalence, and yearslived withdisability for 328 diseases and injuries for 195 countries, 1990－2016: a systematic analysis for the Global Burden of Disease Study 2016 [J]. The Lancet, 2017, 390 (10100): 1211－1259.

② 孙淑卿，冯愉态，陈澎英. 常见病诊断与治疗 [M]. 广州：暨南大学出版社，2005: 1－10.

③ 何冰冰，张崖冰，夏苏建，等. 欧盟罕见病保障体系及启示 [J]. 中国卫生政策研究，2012 (5)：52－53.

④ 国际罕见病日：中国罕见病患者约1904万人 常见的罕见病有哪些？ [EB/OL]. [2018－02－28]. http://dy.163.com/v2/article/detail/DBO4163M0514BRDN.html.

⑤ 何冰冰，张崖冰，夏苏建，等. 欧盟罕见病保障体系及启示 [J]. 中国卫生政策研究，2012 (5)：52－53.

⑥ 市卫生计生委关于印发《上海市主要罕见病名录（2016年版）》的通知 [EB/OL]. [2016－03－01]. http://www.shanghai.gov.cn/nw2/nw2314/nw2319/nw12344/u26aw46702.html.

⑦ 李晓宏. 全球已经确认的罕见病约有6000种，80%由先天性遗传缺陷所致被遗忘的"孤儿病" [EB/OL]. (2012－05－03) [2018－6－30]. http://news.163.com/12/0503/04/80I8JK2S00014AED.html.

⑧ 王健华. 流行病学 [M]. 7版. 北京：人民卫生出版社，2008：7－9.

4.2.1.2　我国疾病发生的分布情况

用发病指标对我国疾病发生，尤其是疾病发生时间分布进行数据分析，从常见病和多发病到一般复杂疾病，再到罕见病，疾病的流行程度逐层降低，在日常生活中的常见性逐层减少。我国疾病发生同样呈现金字塔结构分布。

1. 2003 年我国疾病发生的分布情况

2003 年，我国进行了第三次国家卫生服务调查，对全国家庭进行健康询问调查，按照两周患病率[①]对全国居民进行调研统计。调研的两周患病病例包括两周内新旧病例，涵盖患者到医疗机构就诊、未就诊但自行服药、未就诊和服药但请假休息一天以上三种情况，比较客观地反映了居民的疾病发生情况。五类最常见疾病包括慢性呼吸系统疾病（两周患病率为 52.61‰，主要包括急性上呼吸道感染、老年慢性支气管炎等）、循环系统疾病（两周患病率为 24.38‰，主要是心脏病、脑血管病、高血压病等）、消化系统疾病（两周患病率为 21.11‰，主要包括急性胃炎、胆囊疾病等）、肌肉骨骼系统和结缔组织疾病（两周患病率为 14.73‰，包括类风湿关节炎等）、损伤和中毒（两周患病率为 5.67‰），其两周患病病例数占总患病病例数的 82.9%。其中，最常见的九种疾病包括急性上呼吸道感染、高血压、糖尿病、脑血管病、心脏病、急性胃炎、类风湿关节炎、老年慢性支气管炎、胆囊疾病，占总患病病例数的 63.6%。一般复杂疾病的两周患病病例数占总患病病例数的 15.4%；罕见病及其他疾病的两周患病病例数占总患病病例数的 1.7%。[②] 如图 4-2 所示。

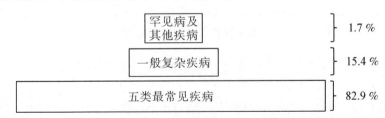

图 4-2　2003 年我国疾病两周患病病例数占比情况

根据 2003 年的第三次国家卫生服务调查，用发病指标中的两周患病率对我国疾病流行情况进行描述，在五类最常见疾病中，循环系统疾病的患病率从

---

① 由于回顾性调查常存在偏倚，为减少偏倚，世界各国常采用两周内的患病情况来估算患病率. 两周患病率是调查居民中两周内患病人数与调查总人数之比. 此处调查的两周患病率包括两周内新发病例、两周前发病持续到两周内的病例和已有慢性病持续到两周内的病例.

② 国家统计局. 第三次国家卫生服务调查. 调查地区两周患病率（2003）[EB/OL]. [2010-08-27]. http://www.stats.gov.cn/ztjc/ztsj/hstjnj/sh2008/201208/t20120827_73450.html.

1998年的第三位上升至第二位；从急性上呼吸道感染、脑血管病、类风湿关节炎等常见病到罕见病，疾病发生情况仍然呈现逐层降低的金字塔结构。

2. 2008年我国疾病发生的分布情况

2008年，我国进行了第四次国家卫生服务调查。按照两周患病率进行调研统计，流行程度最高的五类最常见疾病包括：循环系统疾病（两周患病率为50.3‰）、呼吸系统疾病（两周患病率为47.8‰）、消化系统疾病（两周患病率为26.4‰）、肌肉、骨骼结缔组织疾病（两周患病率为25.0‰）、内分泌、营养和代谢疾病（两周患病率为7.4‰），其两周患病率依次居于所有疾病的前五位。[①]

五类最常见疾病的两周患病病例数占总患病病例数的83.2%。其中，最常见的九种疾病包括急性上呼吸道感染、高血压、糖尿病、脑血管病、心脏病、急性胃炎、类风湿关节炎、老年慢性支气管炎、胆囊疾病，占总患病病例数的63.6%，与2003年持平。一般复杂疾病的两周患病病例数占总患病病例数的14.8%；罕见病及其他疾病的两周患病病例数占总患病病例数的2.0%。[②] 如图4−3所示。

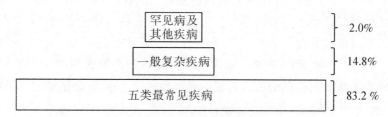

图4−3　2008年我国疾病两周患病病例数占比情况

2008年第四次国家卫生服务调查数据显示，随着社会的发展、人均国民收入的提高和人口老龄化进程的加快等，我国居民疾病结构发生了一定变化。其中，循环系统疾病主要包括高血压（两周患病率为31.4‰）、脑血管病（两周患病率为5.8‰）等，从第二位上升为第一位，成为我国最常见的疾病种类。内分泌、营养和代谢疾病主要包括糖尿病（两周患病率为6.0‰），取代损伤和中毒成为我国日常生活最常见的五类疾病之一。疾病结构随着社会发展不断变化，一些原本流行程度不高的疾病变为流行程度很高的常见病，一些曾

---

① 国家统计局. 第四次国家卫生服务调查. 调查地区两周患病率（2008）[EB/OL]. [2012−09−03]. http://www.stats.gov.cn/ztjc/ztsj/hstjnj/sh2009/201209/t20120903_73096.html.

② 国家统计局. 第四次国家卫生服务调查. 调查地区两周患病率（2008）[EB/OL]. [2012−09−03]. http://www.stats.gov.cn/ztjc/ztsj/hstjnj/sh2009/201209/t20120903_73096.html.

经患病率较高的疾病逐渐减少，甚至消失，如传染病、血吸虫病等①②。但是，疾病发生的常见性呈现逐层降低的金字塔结构的特征没有改变。

3. 结论

（1）疾病发生的金字塔结构是疾病与患者关系的一种现象，在一定范围内的全部人群中，所有疾病分成常见病和多发病、一般复杂疾病及罕见病，三类疾病发生的频繁程度呈金字塔结构分布，即常见病和多发病患者最多，一般复杂疾病患者较少，罕见病患者最少。

（2）从发病指标分析，疾病发生均呈现金字塔结构分布。首先，从 *The Lancet* 的相关数据来看，全球疾病发生呈现金字塔结构分布。从我国 2003 年和 2008 年两次国家卫生服务调查的统计数据来看，我国疾病发生也呈现金字塔结构分布，主要表现在：患病率呈现从五类最常见疾病到一般复杂疾病，再到罕见病的分层分布；从常见病到一般复杂疾病再到罕见病，疾病的流行程度逐层降低，在日常生活中的常见性逐层减少，与普通家庭的相关概率逐渐降低。

（3）常见病对疾病发生总数具有主要的贡献作用，一般达到 60％以上。全球已发现疾病达 26000 多种③，从我国两次国家卫生服务调查中可以看出，五类最常见疾病对全国疾病发生总数的贡献占据绝对主要地位。五类最常见疾病的患病病例数占总患病病例数的比例达到 80％以上，即其他两万余种疾病对疾病发生总数的贡献不足 20％。并且，仅九种最常见的单种疾病（包括急性上呼吸道感染、高血压病、糖尿病、心脏病等）对疾病发生总数的贡献已达到 60％以上。因此，常见病和多发病与每一个普通居民、家庭都息息相关，这是一般性规律。

（4）疾病结构会随社会因素、经济因素、生态因素等的影响而变化，但不影响从常见病到一般复杂疾病再到罕见病的疾病发生概率呈现逐层降低的金字塔结构。从我国卫生服务调查统计数据来看，常见病、一般复杂疾病和罕见病的病种组成结构都处于变化的状态，其比较显著地体现了疾病发生结构随着社会、经济发展的变化，传染性疾病的患病率下降，慢性非传染性疾病（医学上简称为"慢性病"）的患病率快速上升，多种慢性病逐渐成为常见病。一些原

①　国家统计局. 第三次国家卫生服务调查. 调查地区两周患病率（2003）[EB/OL]. [2012−08−27]. http://www.stats.gov.cn/ztjc/ztsj/hstjnj/sh2008/201208/t20120827_73450.html.

②　国家统计局. 第四次国家卫生服务调查. 调查地区两周患病率（2008）[EB/OL]. [2012−08−27]. http://www.stats.gov.cn/ztjc/ztsj/hstjnj/sh2009/201209/t20120903_73096.html.

③　何冰冰，张崖冰，夏苏建，等. 欧盟罕见病保障体系及启示 [J]. 中国卫生政策研究，2012（5）：52−53.

来患病率（流行率）不高的疾病逐渐成为患病率很高的常见病，如糖尿病；一些曾经患病率较高的疾病逐渐减少，甚至消失，如传染病、血吸虫病等。[①] 然而，虽然疾病发生结构随社会、生态等因素的影响而改变，但总体上疾病患病病例数逐层降低的金字塔结构没有改变，这是一般性规律。

4.2.1.3　世界各国疾病发生的分布情况

以下运用疾病发生指标，对世界各国疾病发生的分布情况进行分析和比较，以此研究疾病发生的地区分布及其在世界各国、各地区的发生规律。

描述疾病发生的两类常用指标是发病指标和死亡指标。发病指标主要包括患病率、发病率等。常用的死亡指标包括死亡率等。[②] 死亡指标是流行病学中研究疾病分布的重要指标，常用于国家和地区疾病发生的比较。[③]

死亡率是指某人群在一定时期内死于所有原因的人数在该人群所占的比例，分子为死亡人数，分母为该人群年平均人口数。其中，粗死亡率用于衡量人群的总死亡水平，是反映人群因病伤死亡危险大小的指标。按疾病种类、年龄、性别、职业、种族等分类计算的死亡率是死亡专率。疾病死亡专率可体现某病在时间、地区和人群上的死亡变化情况。利用粗死亡率和疾病死亡专率进行国家和地区间的疾病发生比较是很有价值的[④]，它体现了各国（地区）疾病发生的分布特征，同时反映出疾病发生受各国（地区）社会发展、经济水平、生态环境等因素影响的不同结果[⑤]。

1. 全球疾病死因构成比分布

世界卫生组织 2014 年发布的报告显示，心血管病、癌症、慢性呼吸系统疾病、糖尿病是全球疾病死因构成比中占比最高的四类疾病，2012 年全球死亡人数为 5600 万，这四种疾病导致的死亡人数 3123 万占全世界所有疾病致死人数的 55.76%[⑥]。如前文所述，心血管病、慢性呼吸系统疾病、糖尿病都是患病率很高的疾病，属于全球范围的常见病和多发病。按疾病流行程度评价，癌症（目前全球癌症患病病例数为 0.43 亿[⑦]）正逐步成为全球范围的较多发

---

① 王健华. 流行病学 [M]. 7 版. 北京：人民卫生出版社，2008：7-9，23-25.

② 王健华. 流行病学 [M]. 7 版. 北京：人民卫生出版社，2008：18-29.

③ 王健华. 流行病学 [M]. 7 版. 北京：人民卫生出版社，2008：18-29.

④ 王健华. 流行病学 [M]. 7 版. 北京：人民卫生出版社，2008：17-19.

⑤ 王健华. 流行病学 [M]. 7 版. 北京：人民卫生出版社，2008：2-8.

⑥ 世界卫生组织. 2014 年全球非传染性疾病现状报告 [EB/OL]. [2015-01-20]. http://www.who.int/ncd.

⑦ 孙淑卿，冯愉态，陈澎英. 常见病诊断与治疗 [M]. 广州：暨南大学出版社，2005：1-10.

疾病。全球疾病死因构成比分布如图 4-4 所示，总体上呈现金字塔结构。

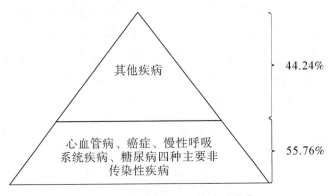

图 4-4 全球疾病死因构成比分布

2. 各国疾病死因构成比分布

对全球 20 个国家的疾病发生情况，主要是疾病的死亡率和死因构成情况进行数据分析，从而研究以国家为单位的疾病发生的地区分布规律，并以 20 个国家作为全球 195 个国家中的样本子集，对全球 195 个国家的疾病发生情况和影响因素进行一定的统计分析。

本书研究选取的 20 个国家，综合考虑了地理位置、人均国民收入、人口数量等因素，包括 5 个亚洲国家、4 个欧洲国家、3 个大洋洲国家、4 个美洲国家（包括南美洲和北美洲）和 4 个非洲国家[1]。这 20 个国家按照世界卫生组织发布的《2014 年世界卫生统计》中对各国人均国民收入的分类，包括 3 个低收入国家、5 个中低收入国家、4 个中高收入国家、8 个高收入国家。[2] 该比例与全球所有国家中的低收入、中低收入、中高收入和高收入国家数量占比基本一致。[3] 首先对每一个国家的疾病发生情况（主要以疾病发生指标中的死亡指标）进行描述。

（1）亚洲。

①柬埔寨。

---

① 根据世界卫生组织发布的《2014 年世界卫生统计》中对各国人均国民收入的分类，欧洲和大洋洲没有低收入国家，因此后文对欧洲和大洋洲样本国家的分析中没有出现低收入国家. 同时，由于南极洲人口数量相对极少，并且尚无国家建立，因此国家样本的选取不考虑南极洲.

② 世界卫生组织. 2014 年全球非传染性疾病现状报告 [EB/OL]. [2015-01-20]. http://www.who.int/ncd.

③ 根据世界卫生组织发布的《2014 年世界卫生统计》中的分类，在 195 个国家中，低收入国家占 17%，中低收入国家占 25%，中高收入国家占 26%，高收入国家占 32%.

柬埔寨属于低收入国家，2014 年人均国民总收入为 1010 美元[1]。如图 4－5所示，2014 年，柬埔寨传染性疾病，孕产妇、围生期疾病和营养性疾病导致的死亡人数占所有死亡人数的 37％，损伤导致的死亡人数占所有死亡人数的 11％，二者之和共占所有死亡人数的 48％；心血管病、癌症、慢性呼吸系统疾病、糖尿病四种主要非传染性疾病导致的死亡人数占所有死亡人数的 43％；罕见病及其他疾病导致的死亡人数占所有死亡人数的 9％[2]。

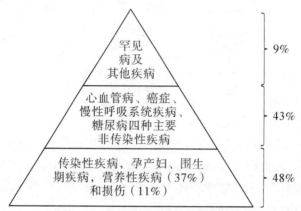

图 4－5 柬埔寨疾病死因构成比分布

（资料来源：世界卫生组织《2014 年全球非传染性疾病现状报告》）

②印度。

印度属于中低收入国家，2014 年人均国民总收入为 1610 美元[3]。如图 4－6所示，2014 年，印度心血管病、癌症、慢性呼吸系统疾病、糖尿病四种主要非传染性疾病导致的死亡人数占所有死亡人数的 48％；传染性疾病，孕产妇、围生期疾病和营养性疾病导致的死亡人数占所有死亡人数的 28％，损伤导致的死亡人数占所有死亡人数的 12％，二者之和共占所有死亡人数的 40％；罕见病及其他疾病导致的死亡人数占所有死亡人数的 12％[4]。

---

① 世界银行. 2015 年世界各国人均国民总收入（GNI）排名 [EB/OL]. [2015－07－02]. http://www. xixik. com/content/d70d480d3ab793bb.

② 世界卫生组织. 2014 年全球非传染性疾病现状报告 [EB/OL]. [2015－01－20]. http://www. who. int/ncd.

③ 世界银行. 2015 世界各国人均国民总收入（GNI）排名 [EB/OL]. [2015－07－02]. http://www. xixik. com/content/d70d480d3ab793bb.

④ 世界卫生组织. 2014 年全球非传染性疾病现状报告 [EB/OL]. [2015－01－20]. http://www. who. int/ncd.

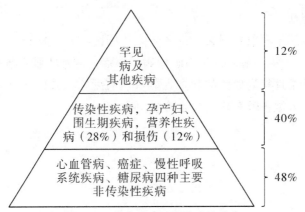

图 4－6　印度疾病死因构成比分布

（资料来源：世界卫生组织《2014 年全球非传染性疾病现状报告》）

③中国。

中国属于中高收入国家，2014 年人均国民总收入为 7380 美元[1]。如图 4－7所示，2014 年，中国心血管病、癌症、慢性呼吸系统疾病、糖尿病四种主要非传染性疾病导致的死亡人数占所有死亡人数的 81％；传染性疾病，孕产妇、围生期疾病和营养性疾病导致的死亡人数占所有死亡人数的 5％，损伤导致的死亡人数占所有死亡人数的 8％，二者之和共占所有死亡人数的 13％；罕见病及其他疾病导致的死亡人数仅占所有死亡人数的 6％[2]。

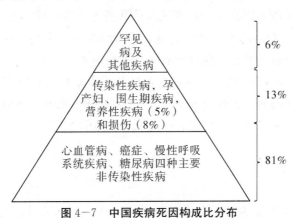

图 4－7　中国疾病死因构成比分布

（资料来源：世界卫生组织《2014 年全球非传染性疾病现状报告》）

---

① 世界银行. 2015 世界各国人均国民总收入（GNI）排名［EB/OL］.［2015－07－02］. http:// www.xixik.com/content/d70d480d3ab793bb.

② 世界卫生组织. 2014 年全球非传染性疾病现状报告［EB/OL］.［2015－01－20］. http:// www.who.int/ncd.

④塞浦路斯。

塞浦路斯属于高收入国家，2014 年人均国民总收入为 26370 美元①。如图 4－8 所示，2014 年，塞浦路斯心血管病、癌症、慢性呼吸系统疾病、糖尿病四种主要非传染性疾病导致的死亡人数占所有死亡人数的 74％；罕见病及其他疾病的死亡人数占所有死亡人数的 26％②。

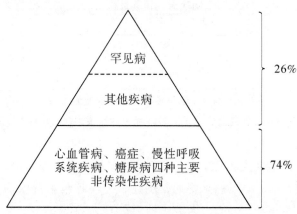

图 4－8　塞浦路斯疾病死因构成比分布

（资料来源：世界卫生组织《2014 年全球非传染性疾病现状报告》）

⑤日本。

日本属于高收入国家，2014 年人均国民总收入为 42000 美元③。如图 4－9 所示，2014 年，日本心血管病、癌症、慢性呼吸系统疾病、糖尿病四种主要非传染性疾病导致的死亡人数占所有死亡人数的 67％；传染性疾病，孕产妇、围生期疾病和营养性疾病导致的死亡人数占所有死亡人数的 13％，损伤导致的死亡人数占所有死亡人数的 8％，二者之和共占所有死亡人数的 21％；罕见病及其他疾病导致的死亡人数仅占所有死亡人数的 12％④。

---

①　世界银行. 2015 世界各国人均国民总收入（GNI）排名 [EB/OL]. [2015－07－02]. http://www.xixik.com/content/d70d480d3ab793bb.

②　世界卫生组织. 2014 年全球非传染性疾病现状报告 [EB/OL]. [2015－01－20]. http://www.who.int/ncd.

③　世界银行. 2015 世界各国人均国民总收入（GNI）排名 [EB/OL]. [2015－07－02]. http://www.xixik.com/content/d70d480d3ab793bb.

④　世界卫生组织. 2014 年全球非传染性疾病现状报告 [EB/OL]. [2015－01－20]. http://www.who.int/ncd.

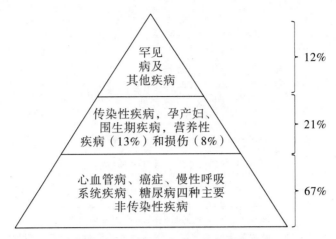

图 4-9　日本疾病死因构成比分布

（资料来源：世界卫生组织《2014 年全球非传染性疾病现状报告》）

（2）欧洲。

①白俄罗斯。

根据世界卫生组织发布的《2014 年世界卫生统计》中对各国人均国民收入的分类，欧洲没有低收入国家。其中，白俄罗斯属于中高收入国家，2014年人均国民总收入为 7340 美元[①]。如图 4-10 所示，2014 年，白俄罗斯心血管病、癌症、慢性呼吸系统疾病、糖尿病四种主要非传染性疾病导致的死亡人数占所有死亡人数的 79%；传染性疾病，孕产妇、围生期疾病和营养性疾病导致的死亡人数占所有死亡人数的 3%，损伤导致的死亡人数占所有死亡人数的 9%，二者之和共占所有死亡人数的 12%；罕见病及其他疾病导致的死亡人数仅占所有死亡人数的 9%[②]。

---

① 世界银行. 2015 世界各国人均国民总收入（GNI）排名［EB/OL］.［2015-07-02］. http://
www.xixik.com/content/d70d480d3ab793bb.

② 世界卫生组织. 2014 年全球非传染性疾病现状报告［EB/OL］.［2015-01-20］. http://
www.who.int/ncd.

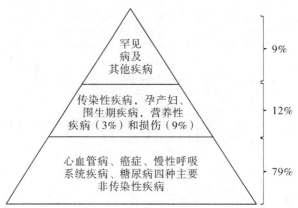

图 4-10 白俄罗斯疾病死因构成比分布

（资料来源：世界卫生组织《2014 年全球非传染性疾病现状报告》）

②希腊。

希腊属于高收入国家，2014 年人均国民总收入为 22090 美元①。如图 4-11 所示，2014 年，希腊心血管病、癌症、慢性呼吸系统疾病、糖尿病四种主要非传染性疾病导致的死亡人数占所有死亡人数的 82%，对该国疾病死因构成的贡献最大；传染性疾病，孕产妇、围生期疾病和营养性疾病导致的死亡人数占所有死亡人数的 6%，损伤导致的死亡人数占所有死亡人数的 4%，二者之和共占所有死亡人数的 10%；罕见病及其他疾病导致的死亡人数占所有死亡人数的 8%②。

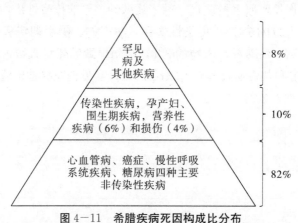

图 4-11 希腊疾病死因构成比分布

（资料来源：世界卫生组织《2014 年全球非传染性疾病现状报告》）

---

① 世界银行. 2015 世界各国人均国民总收入（GNI）排名 [EB/OL]. [2015-07-02]. http://www. xixik. com/content/d70d480d3ab793bb.

② 世界卫生组织. 2014 年全球非传染性疾病现状报告 [EB/OL]. [2015-01-20]. http://www. who. int/ncd.

③法国。

法国属于高收入国家，2014 年人均国民总收入为 43080 美元①。如图
4-12所示，2014 年，法国心血管病、癌症、慢性呼吸系统疾病、糖尿病四种
主要非传染性疾病导致的死亡人数占所有死亡人数的 65％；罕见病及其他疾
病导致的死亡人数占所有死亡人数的 35％②。

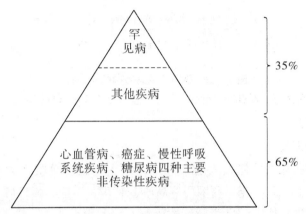

图 4-12　法国疾病死因构成比分布

（资料来源：世界卫生组织《2014 年全球非传染性疾病现状报告》）

④德国。

德国属于高收入国家，2014 年人均国民总收入为 47640 美元③。如图
4-13所示，2014 年，德国心血管病、癌症、慢性呼吸系统疾病、糖尿病四种
主要非传染性疾病导致的死亡人数占所有死亡人数的 74％；罕见病及其他疾
病导致的死亡人数占所有死亡人数的 26％④。

---

① 世界银行. 2015 世界各国人均国民总收入（GNI）排名［EB/OL］.［2015-07-02］. http://
www. xixik. com/content/d70d480d3ab793bb.

② 世界卫生组织. 2014 年全球非传染性疾病现状报告［EB/OL］.［2015-01-20］. http://
www. who. int/ncd.

③ 世界银行. 2015 世界各国人均国民总收入（GNI）排名［EB/OL］.［2015-07-02］. http://
www. xixik. com/content/d70d480d3ab793bb.

④ 世界卫生组织. 2014 年全球非传染性疾病现状报告［EB/OL］.［2015-01-20］. http://
www. who. int/ncd.

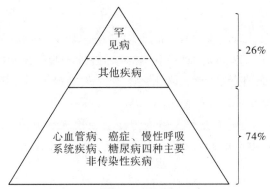

图 4-13　德国疾病死因构成比分布

（资料来源：世界卫生组织《2014 年全球非传染性疾病现状报告》）

（3）大洋洲。

①所罗门群岛。

所罗门群岛属于中低收入国家，2014 年人均国民总收入为 1830 美元[①]。如图 4-14 所示，2014 年，所罗门群岛心血管病、癌症、慢性呼吸系统疾病、糖尿病四种主要非传染性疾病导致的死亡人数占所有死亡人数的 44%，对该国疾病死因构成的贡献最大；传染性疾病，孕产妇、围生期疾病和营养性疾病导致的死亡人数占所有死亡人数的 38%；罕见病及其他疾病导致的死亡人数占所有死亡人数的 18%[②]。

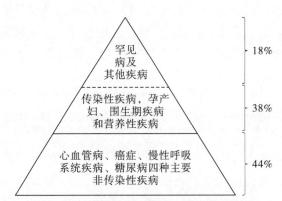

图 4-14　所罗门群岛疾病死因构成比分布

（资料来源：世界卫生组织《2014 年全球非传染性疾病现状报告》）

---

　　①　世界银行. 2015 世界各国人均国民总收入（GNI）排名［EB/OL］.［2015-07-02］. http://www.xixik.com/content/d70d480d3ab793bb.

　　②　世界卫生组织. 2014 年全球非传染性疾病现状报告［EB/OL］.［2015-01-20］. http://www.who.int/ncd.

②斐济。

斐济属于中高收入国家，2014 年人均国民总收入为 4540 美元[1]。如图 4-15所示，2014 年，斐济心血管病、癌症、慢性呼吸系统疾病、糖尿病四种主要非传染性疾病导致的死亡人数占所有死亡人数的 67%；传染性疾病，孕产妇、围生期疾病和营养性疾病导致的死亡人数占所有死亡人数的 12%，损伤导致的死亡人数占所有死亡人数的 8%，二者之和共占所有死亡人数的 20%；罕见病及其他疾病导致的死亡人数占所有死亡人数的 13%[2]。

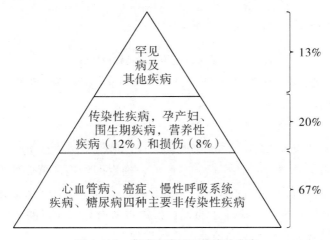

图 4-15　斐济疾病死因构成比分布

（资料来源：世界卫生组织《2014 年全球非传染性疾病现状报告》）

③澳大利亚。

澳大利亚属于高收入国家，2014 年人均国民总收入为 64680 美元[3]。如图 4-16 所示，2014 年，澳大利亚心血管病、癌症、慢性呼吸系统疾病、糖尿病四种主要非传染性疾病导致的死亡人数占所有死亡人数的 70%；罕见病及其他疾病导致的死亡人数占所有死亡人数的 30%[4]。

①　世界银行. 2015 世界各国人均国民总收入（GNI）排名［EB/OL］.［2015-07-02］. http://www. xixik. com/content/d70d480d3ab793bb.

②　世界卫生组织. 2014 年全球非传染性疾病现状报告［EB/OL］.［2015-01-20］. http://www. who. int/ncd.

③　世界银行. 2015 世界各国人均国民总收入（GNI）排名［EB/OL］.［2015-07-02］. http://www. xixik. com/content/d70d480d3ab793bb.

④　世界卫生组织. 2014 年全球非传染性疾病现状报告［EB/OL］.［2015-01-20］. http://www. who. int/ncd.

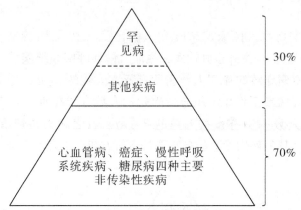

图 4-16　澳大利亚疾病死因构成比分布

（资料来源：世界卫生组织《2014 年全球非传染性疾病现状报告》）

（4）美洲。

①海地。

海地属于低收入国家，2014 年人均国民总收入为 830 美元[1]。如图 4-17 所示，2014 年，海地传染性疾病，孕产妇、围生期疾病和营养性疾病导致的死亡人数占所有死亡人数的 42%；心血管病、癌症、慢性呼吸系统疾病、糖尿病四种主要非传染性疾病导致的死亡人数占所有死亡人数的 37%；罕见病及其他疾病导致的死亡人数占所有死亡人数的 21%[2]。

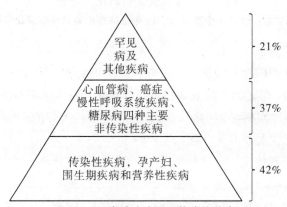

图 4-17　海地疾病死因构成比分布

（资料来源：世界卫生组织《2014 年全球非传染性疾病现状报告》）

① 世界银行. 2015 世界各国人均国民总收入（GNI）排名 [EB/OL]. [2015-07-02]. http://www.xixik.com/content/d70d480d3ab793bb.

② 世界卫生组织. 2014 年全球非传染性疾病现状报告 [EB/OL]. [2015-01-20]. http://www.who.int/ncd.

②危地马拉。

危地马拉属于中低收入国家，2014 年人均国民总收入为 3440 美元①。如图4-18所示，2014 年，危地马拉传染性疾病，孕产妇、围生期疾病和营养性疾病导致的死亡人数占所有死亡人数的 34%，损伤导致的死亡人数占所有死亡人数的 18%，二者之和共占所有死亡人数的 52%；心血管病、癌症、慢性呼吸系统疾病、糖尿病四种主要非传染性疾病导致的死亡人数占所有死亡人数的 34%；罕见病及其他疾病导致的死亡人数占所有死亡人数的 14%②。

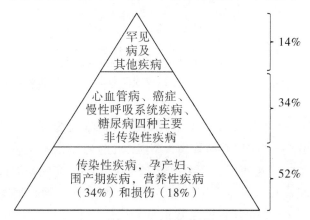

图4-18 危地马拉疾病死因构成比分布
（资料来源：世界卫生组织《2014 年全球非传染性疾病现状报告》）

③阿根廷。

阿根廷属于高收入国家，2014 年人均国民总收入为 14560 美元③。如图4-19所示，2014 年，阿根廷的心血管病、癌症、慢性呼吸系统疾病、糖尿病四种主要非传染性疾病导致的死亡人数占所有死亡人数的 66%；传染性疾病，孕产妇、围生期疾病和营养性疾病导致的死亡人数占所有死亡人数的 11%，损伤导致的死亡人数占所有死亡人数的 7%，二者之和共占所有死亡人数的 18%；罕见病及其他疾病导致的死亡人数占所有死亡人数的 16%④。

---

① 世界银行. 2015 世界各国人均国民总收入（GNI）排名［EB/OL］.［2015-07-02］. http://www.xixik.com/content/d70d480d3ab793bb.

② 世界卫生组织. 2014 年全球非传染性疾病现状报告［EB/OL］.［2015-01-20］. http://www.who.int/ncd.

③ 世界银行. 2015 世界各国人均国民总收入（GNI）排名［EB/OL］.［2015-07-02］. http://www.xixik.com/content/d70d480d3ab793bb.

④ 世界卫生组织. 2014 年全球非传染性疾病现状报告［EB/OL］.［2015-01-20］. http://www.who.int/ncd.

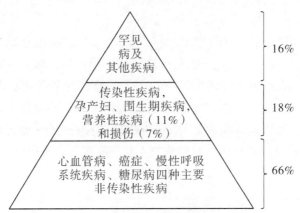

图 4-19　阿根廷疾病死因构成比分布

（资料来源：世界卫生组织《2014 年全球非传染性疾病现状报告》）

④美国。

美国属于高收入国家，2014 年人均国民总收入为 55200 美元①。如图
4-20所示，2014 年，美国心血管病、癌症、慢性呼吸系统疾病、糖尿病四种
主要非传染性疾病导致的死亡人数占所有死亡人数的 65％；传染性疾病，孕
产妇、围生期疾病和营养性疾病导致的死亡人数占所有死亡人数的 23％，损
伤导致的死亡人数占所有死亡人数的 6％，二者之和共占所有死亡人数的
29％；罕见病及其他疾病导致的死亡人数仅占所有死亡人数的 6％②。

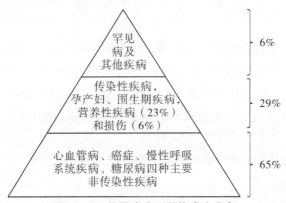

图 4-20　美国疾病死因构成比分布

（资料来源：世界卫生组织《2014 年全球非传染性疾病现状报告》）

---

① 世界银行. 2015 世界各国人均国民总收入（GNI）排名［EB/OL］.［2015-07-02］. http://
www.xixik.com/content/d70d480d3ab793bb.

② 世界卫生组织. 2014 年全球非传染性疾病现状报告［EB/OL］.［2015-01-20］. http://
www.who.int/ncd.

（5）非洲。

①中非共和国。

中非共和国属于低收入国家，并且是全世界最贫困的国家之一，2014 年人均国民总收入仅为 330 美元[①]。如图 4-21 所示，2014 年，中非共和国传染性疾病，孕产妇、围生期疾病和营养性疾病导致的死亡人数占所有死亡人数的 73%，损伤导致的死亡人数占所有死亡人数的 7%，二者之和共占所有死亡人数的 80%；心血管病、癌症、慢性呼吸系统疾病、糖尿病四种主要非传染性疾病导致的死亡人数占所有死亡人数的 14%；罕见病及其他疾病导致的死亡人数仅占所有死亡人数的 6%[②]。

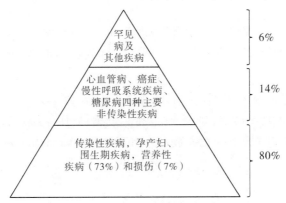

图 4-21　中非共和国疾病死因构成比分布

（资料来源：世界卫生组织《2014 年全球非传染性疾病现状报告》）

②尼日利亚。

尼日利亚属于中低收入国家，2014 年人均国民总收入为 2950 美元[③]。如图 4-22 所示，2014 年，尼日利亚传染性疾病，孕产妇、围生期疾病和营养性疾病导致的死亡人数占所有死亡人数的 66%，损伤导致的死亡人数占所有死亡人数的 10%，二者之和共占所有死亡人数的 76%；心血管病、癌症、慢性呼吸系统疾病、糖尿病四种主要非传染性疾病导致的死亡人数占所有死亡人数

①　世界银行. 2015 世界各国人均国民总收入（GNI）排名［EB/OL］.［2015-07-02］. http://www. xixik. com/content/d70d480d3ab793bb.

②　世界卫生组织. 2014 年全球非传染性疾病现状报告［EB/OL］.［2015-01-20］. http://www. who. int/ncd.

③　世界银行. 2015 世界各国人均国民总收入（GNI）排名［EB/OL］.［2015-07-02］. http://www. xixik. com/content/d70d480d3ab793bb.

的 13％；罕见病及其他疾病导致的死亡人数占所有死亡人数的 11％①。

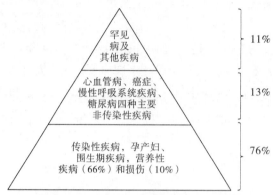

图 4-22　尼日利亚疾病死因构成比分布

（资料来源：世界卫生组织《2014 年全球非传染性疾病现状报告》）

③埃及。

埃及属于中低收入国家，2014 年人均国民总收入为 3280 美元②。如图 4-23所示，2014 年，埃及心血管病、癌症、慢性呼吸系统疾病、糖尿病四种主要非传染性疾病导致的死亡人数占所有死亡人数的 65％，对死因构成比的贡献相对最大；罕见病及其他疾病导致的死亡人数占所有死亡人数的 35％③。

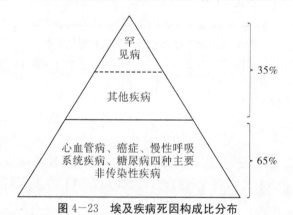

图 4-23　埃及疾病死因构成比分布

（资料来源：世界卫生组织《2014 年全球非传染性疾病现状报告》）

---

①　世界卫生组织. 2014 年全球非传染性疾病现状报告 [EB/OL]. [2015-01-20]. http://www.who.int/ncd.

②　世界银行. 2015 世界各国人均国民总收入（GNI）排名 [EB/OL]. [2015-07-02]. http://www.xixik.com/content/d70d480d3ab793bb.

③　世界卫生组织. 2014 年全球非传染性疾病现状报告 [EB/OL]. [2015-01-20]. http://www.who.int/ncd.

③南非共和国。

南非共和国属于中高收入国家，2014 年人均国民总收入为 6800 美元①。如图4-24所示，2014 年，南非传染性疾病，孕产妇、围生期疾病和营养性疾病导致的死亡人数占所有死亡人数的 48%，损伤导致的死亡人数占所有死亡人数的 8%，二者之和共占所有死亡人数的 56%；心血管病、癌症、慢性呼吸系统疾病、糖尿病四种主要非传染性疾病导致的死亡人数占所有死亡人数的34%；罕见病及其他疾病导致的死亡人数占所有死亡人数的 10%②。

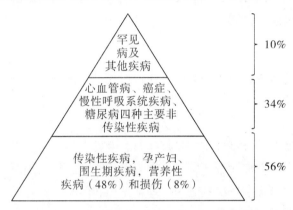

图 4-24　南非共和国疾病死因构成比分布
（资料来源：世界卫生组织《2014 年全球非传染性疾病现状报告》）

综上所述，从疾病发生指标中的死亡指标分析，全球总体水平和 20 个国家的死因构成比分布均呈现金字塔结构。从总体来看，心血管病、癌症、慢性呼吸系统疾病和糖尿病四种主要非传染性疾病（以下简称"四种主要非传染病"）导致的死亡人数占所有疾病致死人数的 55.76%，在全球疾病死因构成比中贡献最大。目前，心血管病、慢性呼吸系统疾病、糖尿病按疾病流行程度评价均属于全球范围的常见病和多发病，癌症也正逐步成为具有全球趋势的较多发疾病③。这一现象印证了流行病学的研究结果，即人类从以传染病为常见病和多发病的时代转向以躯体疾病为常见病和多发病的时代④。

① 世界银行. 2015 世界各国人均国民总收入（GNI）排名 [EB/OL]. [2015-07-02]. http://www. xixik. com/content/d70d480d3ab793bb.

② 世界卫生组织. 2014 年全球非传染性疾病现状报告 [EB/OL]. [2015-01-20]. http://www. who. int/ncd.

③ 王临虹. 慢性病中肿瘤防控相关策略 [EB/OL]. （2015-09-07）[2017-09-03]. http://ncncd. chinacdc. cn/xzzq/201509/t20150907 _ 120164. htm.

④ 王健华. 流行病学 [M]. 7 版. 北京：人民卫生出版社，2008：7-9.

医学与人的生物学特征紧密相关，因而关于医学的任何决策都必须以人的生物学特征为基础[①]。人的生物学特征包括疾病发生，受到社会发展、经济发展、生态变化等因素的影响，人的生物学特征的改变会造成疾病结构的变化。无论是中非共和国、柬埔寨等低收入国家，还是澳大利亚、日本、法国、美国等高收入国家，其疾病发生都呈现金字塔结构分布，但对死因构成比贡献较大的疾病种类各不相同，主要受社会、经济发展等因素对疾病结构的影响，因此不同国家应根据本国社会、经济发展等因素对疾病结构的影响结果，建立适合本国国情的初级医疗体制。

4.2.1.4 结论

医学一般运用统计方法来揭露疾病流行规律，分析疾病分布[②]，通过对流行病学、疾病谱中关于疾病统计数据获得的疾病发生证据，揭示疾病发生的规律得出结论。

（1）疾病发生的金字塔结构是疾病与患者关系的一种体现，在一定范围内的全部人群中，所有疾病分成常见病和多发病、一般复杂疾病和罕见病，疾病发生的频繁程度呈金字塔结构分布，即常见病和多发病患者最多，一般复杂疾病患者较少，罕见病患者最少。

（2）常见病和多发病的疾病发生数对疾病发生总数的贡献一般达到50%以上。其一，常见病和多发病对患病病例总数具有主要贡献，贡献一般达到60%以上。近20年来，五类最常见疾病对全国疾病发生总数的贡献一直占主要地位，期间患病病例数占患病病例总数的比例均超过80%，其中最常见的九种疾病在患病病例总数中的占比达60%以上。常见病和多发病与每个普通居民和家庭息息相关，这是一般性规律。其二，常见病和多发病对疾病死亡人数具有相对较大的贡献，平均达到50%以上。从全球总体来看，心血管病、癌症、慢性呼吸系统疾病、糖尿病四种主要非传染性疾病在疾病死因构成比中的贡献达到50%以上。从本书选取的20个国家来看，常见病和多发病在疾病死因构成比中的贡献均高于44%。

（3）常见病和多发病、一般复杂疾病、罕见病（以下简称"三类疾病"）中每一类疾病的病种组成结构会随社会、经济等因素的影响而变化，但三类疾病发生的总体结构——金字塔结构不受影响。随着经济发展、生态环境改变、

---

① 王健华. 流行病学 [M]. 7 版. 北京：人民卫生出版社，2008：2—8.
② 王健华. 流行病学 [M]. 7 版. 北京：人民卫生出版社，2008：7—9.

人口老龄化等因素的影响，常见病和多发病、一般复杂疾病、罕见病的病种组成结构一直处于变化的状态，传染性疾病的患病率下降迅速，慢性非传染性疾病（以下简称"慢性病"）的患病率快速上升，多种慢性病逐渐变为常见病和多发病，如糖尿病等；而一些过去患病率较高的疾病逐渐减少甚至消失。从全球范围来看，心血管病、癌症、慢性呼吸系统疾病和糖尿病四种主要非传染性疾病的死因构成比与人均国民收入呈显著正相关关系，并且逐渐成为全球范围的常见病和多发病；传染性疾病，孕产妇、围生期疾病和营养性疾病的死因构成比与人均国民收入呈显著负相关关系，在世界范围内的常见程度逐渐降低。总体来看，随着人均国民收入增加，慢性非传染性疾病的常见程度增加，传染性疾病和营养性疾病的常见程度下降。这种病种结构的变化，要求各国不断对初级医疗服务内容进行相应调整，使医疗资源配置更加合理、有效。

4.2.2　医疗需求的金字塔结构

医疗服务需求（以下简称"医疗需求"）与疾病发生情况相对应，疾病发生的金字塔结构决定着医疗需求的金字塔结构。

4.2.2.1　三类疾病医疗需求的金字塔结构

在医疗需求的实际研究中，常用就诊率等指标来衡量医疗需求。[1][2]

我国在 2003 年第三次国家卫生服务调查中，调查地区居民的疾病发生率（以两周患病率衡量）为 14.3%，调查地区居民的医疗需求（以两周就诊率衡量）为 13.4%，因此，有 7% 的患病病例未利用医疗服务（患病病例未就诊比例为 7%）。2003 年，五类最常见疾病、一般复杂疾病、罕见病及其他疾病的疾病发生数（患病病例数）在疾病发生总数中的占比分别为 82.9%、15.4%、1.7%，[3] 三者之比为 1∶0.19∶0.02，疾病发生呈金字塔结构；而五类最常见疾病、一般复杂疾病、罕见病及其他疾病的就诊病例数在就诊病例总数中的占比分别为 81.7%、17.0%、1.3%，三者之比为 1∶0.21∶0.02[4]，医疗需求

---

① 国家统计局. 第四次国家卫生服务调查. 调查地区两周患病率（2008）[EB/OL]. [2012-09-03]. http://www.stats.gov.cn/ztjc/ztsj/hstjnj/sh2009/201209/t20120903_73096.html.

② 李少东. 论医疗服务需求的刚性和医疗服务费用的弹性 [J]. 中国卫生经济，1997，16（17）：7-9.

③ 国家统计局. 第三次国家卫生服务调查. 调查地区两周患病率（2003）[EB/OL]. [2012-08-27]. http://www.stats.gov.cn/ztjc/ztsj/hstjnj/sh2008/201208/t20120827_73450.html.

④ 国家统计局. 调查地区两周就诊率（2003）[EB/OL]. [2012-08-27]. http://www.stats.gov.cn/ztjc/ztsj/hstjnj/sh2008/201208/t20120827_73448.html.

也呈现金字塔结构。尽管有一部分患者未利用医疗服务，但疾病发生的金字塔结构与医疗需求的金字塔结构基本一致，各类疾病的疾病发生比例和医疗需求比例存在对应关系。如图4-25、图4-26所示，2003年五类最常见疾病的医疗需求数量占医疗需求总数的80％以上，与五类最常见疾病的疾病发生数量在疾病发生总数中的占比基本一致。其中，急性上呼吸道感染、急性胃炎、心脏病、高血压、老年慢性支气管炎、类风湿关节炎等九种最常见疾病的医疗需求数量在医疗需求总数中的占比达62％[①]，与九种最常见疾病的疾病发生数量在疾病发生总数中的占比（63.6％）基本一致。综合来看，2003年，三类疾病的疾病发生和医疗需求呈现比例基本一致的金字塔结构。

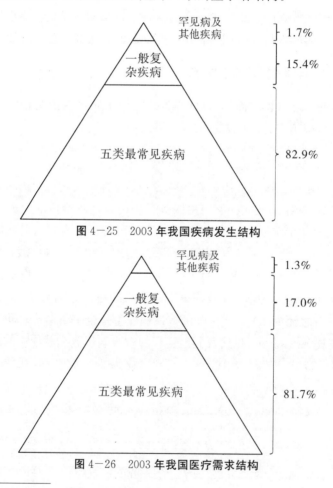

图4-25　2003年我国疾病发生结构

图4-26　2003年我国医疗需求结构

---

　①　国家统计局. 调查地区两周就诊率（2003）［EB/OL］.［2012-08-27］. http://www.stats.gov.cn/ztjc/ztsj/hstjnj/sh2008/201208/t20120827_73448.html.

我国在 2008 年的第四次国家卫生服务调查中，调查地区居民的疾病发生率（以两周患病率衡量）为 18.9%，调查地区居民的医疗需求（以两周就诊率衡量）为 14.5%，患病病例中有 77% 的病例产生医疗需求，而有 23% 的患病病例未利用医疗服务（患病病例未就诊比例为 23%）。调研表明，患病病例未就诊的两个最主要原因是：第一，医疗服务价格太高或患者经济困难；第二，患者自感病轻，认为不需要治疗。[①] 尽管一部分患病病例受不同因素的影响而未利用医疗服务，但医疗需求仍然呈现金字塔结构。2008 年五类最常见疾病、一般复杂疾病、罕见病及其他疾病的疾病发生数量（患病病例数）在疾病发生总数中的占比分别为 83.2%、14.8%、2.0%[②]，三者之比为 1：0.18：0.02，呈现金字塔结构。2008 年医疗需求同样呈现金字塔结构，五类最常见疾病、一般复杂疾病、罕见病及其他疾病的就诊病例数在就诊病例总数中的占比分别为 81.9%、16.5%、1.6%[③]，三者之比为 1：0.20：0.02。尽管平均有 23% 的患病病例未利用医疗服务，但疾病发生与医疗需求的金字塔结构基本一致，各类疾病的疾病发生和医疗需求的比例存在对应关系。其中，五类最常见疾病的医疗需求数量占医疗需求总数的 80% 以上，急性上呼吸道感染、急病胃炎、心脏病、高血压、老年慢性支气管炎、类风湿关节炎等九种最常见疾病的医疗需求数量在医疗需求总数中的占比达 65%[④]，与其疾病发生数量在疾病发生总数中的占比基本一致，如图 4-27、图 4-28 所示。

---

① 国家统计局. 第四次国家卫生服务调查. 调查地区两周患病率（2008）[EB/OL]. [2012-09-03]. http://www.stats.gov.cn/ztjc/ztsj/hstjnj/sh2009/201209/t20120903_73096.html.

② 国家统计局. 第四次国家卫生服务调查. 调查地区两周患病率（2008）[EB/OL]. [2012-09-03]. http://www.stats.gov.cn/ztjc/ztsj/hstjnj/sh2009/201209/t20120903_73096.html.

③ 国家统计局. 调查地区两周就诊率（2008）[EB/OL]. [2012-09-03]. http://www.stats.gov.cn/ztjc/ztsj/hstjnj/sh2009/201209/t20120903_73094.html.

④ 国家统计局. 调查地区两周就诊率（2008）[EB/OL]. [2012-09-03]. http://www.stats.gov.cn/ztjc/ztsj/hstjnj/sh2009/201209/t20120903_73094.html.

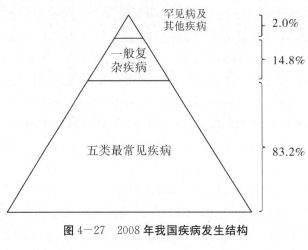

图4-27　2008**年我国疾病发生结构**

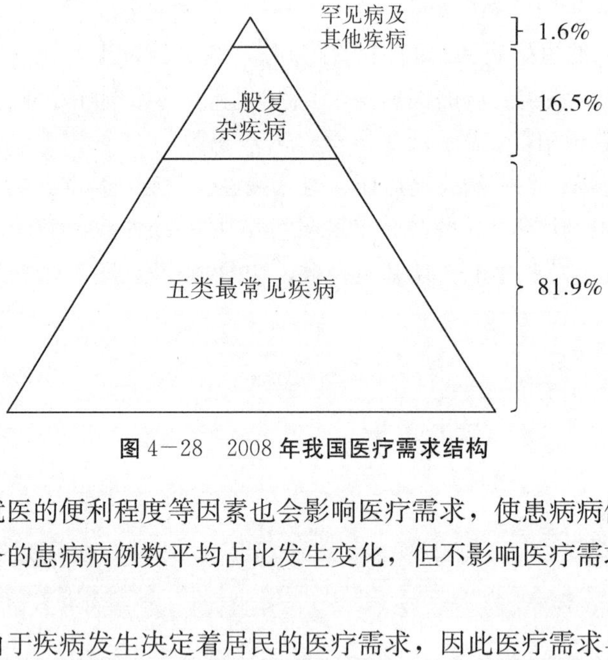

图4-28　2008**年我国医疗需求结构**

　　另外，就医的便利程度等因素也会影响医疗需求，使患病病例总数中放弃利用医疗服务的患病病例数平均占比发生变化，但不影响医疗需求仍然呈现金字塔结构。

　　总之，由于疾病发生决定着居民的医疗需求，因此医疗需求与疾病发生始终存在对应关系，疾病发生的金字塔结构也决定了医疗需求的金字塔结构。

4.2.2.2　疾病不同时期医疗需求的金字塔结构

　　从疾病自然史看，同一种疾病有不同时期，即生物学发病期、亚临床期、临床期、结局，发展时期越靠后，疾病越严重，预后越差。而在没有任何医疗干预的情况下，一种疾病的患者数随疾病所处时期的发展而减少，同一病种不同时期的患者数呈现金字塔结构。因此，对于所有疾病，处于较靠后时期的患者数总是少于处于较靠前时期的患者数。

　　由于疾病发生决定着医疗需求，因此同一病种不同时期的医疗需求也呈现金字塔结构。对于一个国家或地区的总体医疗需求而言，发病阶段的医疗需求（表现为门诊、急诊就诊病例）总是多于对疾病进展阶段的医疗需求（表现为住院病例）。当有医疗干预时，疾病不同时期医疗需求的金字塔结构更加明显。例如，2008 年我国门急诊就诊病例数达 50.1 亿，住院病例数约 1 亿[①]，即全国所有患病病例中仅有 2% 处于需要住院的疾病进展阶段。又如，英国、美国等国家有 90% 以上的病患在门诊治愈，仅有 6.3% 的病患需要住院[②]。这些数据都体现了疾病不同时期医疗需求的金字塔结构。

4.2.2.3　结论

　　(1) 疾病发生的金字塔结构决定医疗需求的金字塔结构。医疗需求的金字塔结构是指一定范围内的全部人群中，对常见病和多发病、一般复杂疾病、罕见病三类疾病具有医疗需求的患者数呈金字塔分布，即常见病和多发病就诊患者最多，一般复杂疾病就诊患者较少，罕见病就诊患者最少。

　　(2) 居民常见病和多发病的医疗需求具有主要贡献，一般达到 50% 以上。在疾病发生的一般规律中，常见病和多发病的疾病发生数量在疾病发生总数中的比例一般达到 50% 以上。医疗需求结构中的各层比例与疾病发生分布基本对应，因此，常见病和多发病的医疗需求数量在医疗需求总数中的比例也达到 50% 以上。国家卫生服务调查表明，五类最常见疾病对全国疾病发生总数的贡献一直占据主要地位，医疗需求数量在医疗需求总数中的比例达到 80% 以上，与其疾病发生数量在疾病发生总数中的占比基本一致。其中，最常见的九种疾病的医疗需求数量在医疗需求总数中的占比达 60% 以上，与其疾病发生数量在疾病发生总数中的占比基本一致。

4.2.3　医疗体制供给的金字塔结构

　　疾病发生的金字塔结构和医疗需求的金字塔结构（以下简称"两个金字塔规则"）要求医疗资源配置与其相对应，即要求医疗资源配置呈金字塔结构，这是客观需要。而实际医疗资源配置状态是医疗体制的作用后果，医疗资源配

---

　　① ：国家统计局. 第四次国家卫生服务调查. 调查地区两周患病率（2008）[EB/OL]. [2012-09-03]. http://www.stats.gov.cn/ztjc/ztsj/hstjnj/sh2009/201209/t20120903 _ 73096.html.

　　② 张雪，田文华. 家庭医生及相关概念的界定和比较 [J]. 海军医学杂志，2013（4）：283-284.

置是否响应两个金字塔规则取决于医疗体制，因此，医疗体制对医疗资源配置的要求和安排应当符合两个金字塔规则。分级医疗体制呈现金字塔结构。

4.2.3.1 医疗资源配置要响应两个金字塔规则

疾病发生的金字塔结构决定了医疗需求的金字塔结构，这两个金字塔规则要求医疗资源配置对其进行响应，即要求医疗资源配置呈现金字塔结构，这是客观需要，也是医疗资源配置的合理状态。

一方面，常见病和多发病的疾病发生数量最多，居民对常见病和多发病的医疗需求最大，相应要求的医疗服务和医疗资源配置就最多；一般复杂疾病的疾病发生数量相对较少，居民的医疗需求也就相对较少，那么要求的医疗服务和医疗资源配置同样相对较少；而罕见病的疾病发生数量最少，居民对罕见病的医疗需求最少，相应要求的医疗服务和医疗资源配置也最少。因此，在一定时期内，从常见病和多发病到一般复杂疾病，再到罕见病，其医疗资源配置应逐层减少。

另一方面，由于同一病种不同时期的医疗需求呈现金字塔结构，即疾病发病阶段的医疗需求（主要表现在门诊就诊人次数）总是多于疾病重症阶段的医疗需求（主要表现在住院人次数），因此，疾病发病阶段的医疗资源配置应多于重症阶段，即医疗资源配置应呈现逐层减少的金字塔结构。

4.2.3.2 医疗体制分级的金字塔结构

合理的医疗资源配置应当响应两个金字塔规则，这就要求医疗体制的分级也应呈现金字塔结构，即医疗机构和医务人员数量逐层减少，总体实现"全科下沉、专科上升"。

1. 医疗体制分级的数量结构

按疾病发生和医疗需求的分布，医疗体制至少应分为三级：初级医疗体制、二级医疗体制和三级医疗体制。

响应两个金字塔规则，医疗体制的分级比重应当逐渐降低，包括医疗机构数量、医务人员数量、医疗费用逐级减少，空间密度逐级降低，离普通居民的居住地和社区越远。从初级医疗体制到次级医疗体制（包括二级、三级医疗体制），医疗机构、医务人员数量呈现下多上少，空间密度呈现下密上疏的分布。

（1）医疗机构配置的金字塔结构。

医疗设施是重要的医疗资源之一，医学研究中常通过医疗设施的配置分析医疗机构的配置情况[①]。假设所有医疗机构在一定时期内接待的就诊患病病例数相同，设 D_1 为常见病和多发病的就诊患病病例数，D_2 为一般复杂疾病的就诊患病病例数，D_3 为罕见病的就诊患病病例数，根据医疗需求的金字塔结构，必然有 $D_1 > D_2 > D_3$。响应两个金字塔规则，治疗常见病和多发病的医疗设施数量应当大于治疗一般复杂疾病的医疗设施数量，治疗一般复杂疾病的医疗设施数量应大于治疗罕见病的医疗设施数量，即医疗机构配置的理想状态是，一定时期内，在所有医疗机构接待的就诊患病病例数相同的条件下，针对常见病和多发病配置的医疗机构数量>针对一般复杂疾病配置的医疗机构数量>针对罕见病配置的医疗机构数量。但实际上针对一般复杂疾病和罕见病的医疗机构数量较多、规模较大，能容纳的就诊患病病例往往大于针对常见病和多发病的医疗机构，因此，按照常见病和多发病的疾病发生数量和医疗需求数量在金字塔结构中所占比例，针对常见病和多发病配置的初级医疗机构数量在分级医疗体制总体医疗机构数量中的占比应达到 50% 以上。合理的医疗机构配置结构如图 4-29 所示。

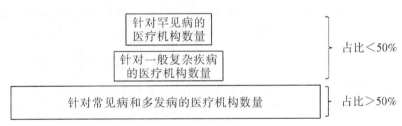

图 4-29　合理的医疗机构配置结构

（2）医务人员配置的金字塔结构。

医务人员是最重要的医疗资源之一，它是医疗活动中的劳动者因素，没有医务人员的劳动，医疗活动就无法进行。实现医疗资源配置的金字塔结构，应实现医务人员配置的金字塔结构。

常见病和多发病的疾病发生数量最多，居民对常见病和多发病的医疗需求最高；罕见病的疾病发生数量最少，居民对罕见病的医疗需求最低。假设一定时期内，常见病和多发病、一般复杂疾病、罕见病的医疗需求结构如图 4-30 所示，在实际研究中，医疗需求常用接受医疗服务的就诊患病病例数来衡量，设 D_1 为常见病和多发病的就诊患病病例数，D_2 为一般复杂疾病的就诊患病病例数，D_3 为罕见病的就诊患病病例数，根据医疗需求的金字塔结构，必然有

① 谷口汎邦. 医疗设施 [M]. 任子明，庞云霞，译. 北京：中国建筑工业出版社，2004.

$D_1 > D_2 > D_3$。对于医务人员，一般有一定时间内医务人员数量和就诊患病病例数的配置比，例如，我国 2017 年医师日均担负诊疗比 7.1 人次（病例数）[①]，假设一定时期内医务人员数量和就诊患病病例数的平均配置比为 $1 : n$，则可求得针对常见病和多发病、一般复杂疾病、罕见病配置的医务人员数量：针对常见病和多发病配置的医务人员数量为 $K_1 = D_1/n$，针对一般复杂疾病配置的医务人员数量为 $K_2 = D_2/n$，针对罕见病配置的医务人员数量为 $K_3 = D_3/n$，由 $D_1 > D_2 > D_3$ 可知，$K_1 > K_2 > K_3$，即针对常见病和多发病配置的医务人员数量>针对一般复杂疾病配置的医务人员数量>针对罕见病配置的医务人员数量。

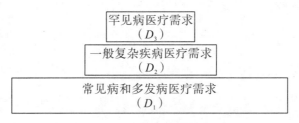

图 4-30　医疗需求结构

　　因此，响应两个金字塔规则，合理的医务人员配置应当呈现金字塔结构。按照常见病和多发病的疾病发生数量和医疗需求数量在金字塔结构中所占比例，针对常见病和多发病配置的医务人员数量在医务人员总数中的占比应该达到 50% 以上。

　　因此，治疗常见病和多发病的初级医疗体制配置的医务人员数在分级医疗体制总体配置的临床医务人员数量中占比应达到 50% 以上。合理的医务人员配置结构如图 4-31 所示。

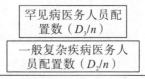

图 4-31　合理的医务人员配置结构

---

　　① 2017 年全国卫生总费用约 5 万多亿元，占 GDP6.2% [EB/OL]. [2018-06-21]. https://www.sohu.com/a/235785814_377320. 2018-06-04/2018-06-21.

（3）卫生费用配置的金字塔结构。

卫生费用也是重要的医疗资源。分析卫生费用配置的合理结构，要分析疾病发生指标中的患病率和死亡指标，研究因治疗疾病而产生的经济负担。从前文对全球疾病发生和死因谱的分析看，常见病和多发病的患病率、患病病例数、死因构成比均较高，常见病和多发病的疾病发生数量在疾病发生总数中的比例超过 50%，全球范围内，心血管病、癌症、慢性呼吸系统疾病、糖尿病四种主要非传染性疾病导致的死亡人数占所有疾病死亡人数的 55.76%。2003年，我国治疗心血管病、脑血管病、癌症三种常见病和多发病产生的经济负担[①]占治疗全部疾病产生经济负担的 28.25%；治疗心血管病、脑血管病、癌症、糖尿病、慢阻肺、类风湿关节炎等九种最主要的常见病和多发病产生的经济负担约占治疗全部疾病产生经济负担的 40%，占 GDP 的 4%[②]。因此，响应两个金字塔规则，针对常见病和多发病配置的卫生费用在分级医疗体制总体卫生费用中的占比应大于 40%，这是卫生费用配置的合理结构。

2. 医疗体制分级的性质结构

初级医疗体制至少应实现三大功能：治疗常见病和多发病，承担所有疾病的首诊服务，负责慢性病的管理和恢复。

20 世纪 50 年代之后，随着生产力的发展和社会的进步，医疗体系中出现了全科医生和专科医生的社会分工。随着全科医学专业的不断发展，针对全科医生的教育培训和执业标准日益完善，与专科医生的专业和职能差异非常明显。全科医生是接受全科医学专门训练、执行全科医疗卫生服务的医务人员，其职能包括治疗普通病、常见病，提供首诊服务并进行转诊，为个人和家庭提供全方位的健康管理，等等[①②③]。全科医生的专业背景和职业技能完全符合初级医疗体制的功能要求，是高质量的初级医疗服务的最佳提供者[④]。在许多国家，全科医生也被称为家庭医生，根据世界家庭医生组织的定义，全科医生和家庭医生的含义基本一致，可以互换[⑤]，本书在研究中沿用这一看法。

因此，拥有全科医疗知识的全科医生适合配置在初级医疗层级，直接面向普通居民，为广大居民提供常见病和多发病的诊疗服务。

由于医疗行业存在信息不对称的问题，普通居民大多不具有专业的医学知识，无法对疾病进行判断，因此，他们需要能对疾病进行初步判断和分诊的医

---

① 疾病经济负担由 1993 年世界银行提出的世界发展报告首次提出，包括疾病的门诊费、住院费等直接经济负担和机体失能等间接经济负担，是目前全球广泛运用的疾病负担测量方法.

② 胡建平，饶克勤，钱军程，等. 中国慢性非传染性疾病经济负担研究［J］. 中国慢性病预防与控制，2007（3）：189-193.

务人员在医疗进程的第一环节提供医疗服务。具有通科医学知识的全科医生，可以初步确认患者的病症，并决定对其采取一般治疗手段或转诊进入专科医疗环节，有针对性地获取更细分的专科医疗服务。因此，基于疾病发展的进程，全科医生必须配置在疾病治疗的第一环节，分级医疗体制的末端——社区基层，担任患者的"第一呼叫"对象，扮演分级医疗体制的"守门人"角色。

提供专科医疗服务的专科医疗资源（包括专科医疗机构、专科医务人员）等应当设置在医疗体制的更高层级，不必直接面向居民。在医疗服务供给中，专科医疗服务应当出现在全科医疗服务之后，专科医疗资源应当配置在次级医疗机构。因此，医疗资源配置应实现全科医疗下沉到初级医疗层级，专科医疗上升到次级医疗层级，形成"全科下沉、专科上升"的金字塔结构。

4.2.3.3 医疗体制存在响应和不响应两种状态

医疗资源配置是医疗体制作用的结果，医疗资源配置是否响应两个金字塔规则取决于医疗体制。而医疗体制受经济水平、社会发展、政治体制、文化传统等各种因素的影响，存在不确定性。医疗体制对医疗资源配置响应两个金字塔规则的客观需要可能存在响应和不响应两种状态。

如果医疗体制响应了医疗资源配置响应两个金字塔规则的客观需要，就会形成合理的医疗资源配置，但这种状态是偶然的。而实际上，医疗体制常常未响应或未完全响应医疗资源配置响应两个金字塔规则的客观需要，使医疗资源配置不够合理，这就需要对医疗体制进行改革，需要进行医疗制度创新，消除体制改革障碍，实现医疗体制的合理布局，使医疗体制供给呈现金字塔结构，从而使医疗资源配置响应两个金字塔规则，呈现金字塔结构。

4.3 医疗资源配置的金字塔结构原理

运用相关理论对疾病发生、医疗需求和医疗体制供给的结构及其内在联系进行分析，发现存在三个分布规则：疾病发生的金字塔结构、医疗需求的金字塔结构和医疗体制供给的金字塔结构，这三个分布规则组成了医疗资源配置的金字塔结构原理。

4.3.1 金字塔结构原理概述

医疗资源配置的金字塔结构原理包含三个分布规则：疾病发生的金字塔结构、医疗需求的金字塔结构和医疗体制供给的金字塔结构。

（1）疾病发生的金字塔结构，指疾病与患者关系的一种结构现象。在一定范围内的全部人群中，所有疾病分成常见病和多发病、一般复杂疾病、罕见病三类，其发生的频繁程度呈金字塔结构分布，即常见病和多发病患者最多，一般复杂疾病患者较少，罕见病患者最少。具体而言，表现在两个方面：第一，对不同疾病，从常见病和多发病到一般复杂疾病，再到罕见病，三类疾病的流行程度和常见性逐层减少，三类疾病的期间患病病例数逐层减少；第二，对同一病种，不同患病时期患者数呈现金字塔结构，这是疾病发生的自然规律。

（2）医疗需求的金字塔结构，指一定范围内的全部人群中，对常见病和多发病、一般复杂疾病、罕见病三类疾病具有医疗需求的患者数量呈逐层减少的金字塔结构分布，即常见病和多发病就诊患者数最多，一般复杂疾病就诊患者数较少，罕见病就诊患者数最少。具体表现为，从常见病和多发病到一般复杂疾病，再到罕见病，三类疾病的医疗需求逐层递减。此外，由于同一病种不同患病时期的医疗需求呈现金字塔结构，体现在一个国家或地区的医疗需求总体层面，即发病期的医疗需求（门诊就诊人次数）总是多于重症期的医疗需求（住院人次数）。疾病发生的自然规律决定着医疗需求的金字塔结构，医疗需求的金字塔结构也是客观规律。

（3）医疗体制供给的金字塔结构，指医疗体制供给必须呈现这样的特征——医疗体制分级的数量结构呈现逐层减少的金字塔结构，医疗体制分级的性质结构呈现"全科下沉、专科上升"的分布，即形成分级医疗体制的金字塔结构。这样，医疗体制分级供给才能吻合疾病发生和医疗需求的金字塔结构对医疗资源配置的客观要求，即形成医疗资源配置的金字塔结构。

4.3.2　两次响应关系

疾病发生的金字塔结构、医疗需求的金字塔结构和医疗体制供给的金字塔结构之间存在两次响应关系。第一次响应是两个金字塔规则要求医疗资源配置的响应，这是客观需要；第二次响应是医疗体制对医疗资源配置响应两个金字塔规则的客观需要的响应，这其中包含人的主观意志。

第一次响应是两个金字塔规则要求医疗资源配置的响应，这是客观需要。疾病发生的金字塔结构和医疗需求的金字塔结构作为客观规律，要求医疗资源配置对其进行响应，这是客观需要。

第二次响应是医疗体制对医疗资源配置响应两个金字塔规则的客观需要的响应，这其中包含人的主观意志。首先，现实的医疗资源配置状态是医疗体制的作用结果，医疗资源配置是否响应两个金字塔规则取决于医疗体制，因此医疗体制对前述客观需要的响应是第二次响应。而医疗体制是社会存在，其中包含人的意志，所以医疗体制可能对前述客观需要存在响应或不响应两种状态。如果现有医疗体制对前述的客观需要进行了响应，就自然形成了医疗资源的合理配置。而实际上，医疗体制往往未响应或未完全响应前述客观需要，从而使医疗资源配置不够合理，这就需要对医疗体制进行改革。因此，医疗资源配置状态是检验医疗体制是否合理的标准。医疗体制改革具有主观性，要充分发挥主观能动性，进行医疗制度创新，消除体制改革障碍，使医疗体制响应两个金字塔规则，实现医疗体制供给的金字塔结构，实现医疗资源的合理配置，呈现金字塔结构。

金字塔结构原理中的三个分布规则以及两次响应关系，为初级医疗体制改革提供了理论解释。

综上所述，疾病发生的金字塔结构、医疗需求的金字塔结构和医疗体制供给的金字塔结构三个分布规则，以及三者间的两次响应关系，构成了医疗资源配置的金字塔结构原理。医疗资源配置应当响应疾病发生的金字塔结构和医疗需求的金字塔结构，这是客观需要；医疗体制供给应当响应满足两个金字塔规则客观规律的医疗资源配置的金字塔结构，从而也应呈现金字塔结构，这是医疗体制供给的合理状态。而医疗体制是社会存在，包含人的主观意志，因此，医疗体制对医疗资源配置响应两个金字塔规则的客观需要有响应或不响应两种状态。如果医疗体制未对医疗资源配置响应两个金字塔规则的客观需要进行响应，即未呈现金字塔结构，就会使医疗资源配置不合理，从而需要对医疗体制进行改革。

4.4　初级医疗体制合理性的判断准则

由医疗资源配置的金字塔结构原理可知，合理的医疗体制空间形式应是以初级医疗体制为主体的金字塔结构，这样的医疗体制分级才不会使医疗资源错配。换言之，初级医疗体制的合理状态赋予其对大部分医疗资源的配置权，其医疗资源配置比重在分级医疗体制中居于主体地位。

初级医疗体制的合理状态是以初级医疗体制为分级医疗体制的主体，可以从两个方面来检验初级医疗体制的合理性：初级医疗体制在分级医疗体制中的分级比重（主要表现为医疗资源的分级比重）和初级医疗体制的空间形式。具体可以从以下三个方面来评价：

（1）从初级医疗体制在分级医疗体制中的分级比重来看，初级医疗体制的分级比重占分级医疗体制的主体地位，空间密度在分级医疗体制中最高。

（2）从初级医疗体制的空间形式来看，实现初级医疗机构、医务人员等空间配置高密度、单位数量人口均匀分布、地理位置深入社区。

（3）从初级医疗体制对"全科下沉、专科上升"制度的实现来看，全科医务人员是初级医疗体制中诊疗服务的主要提供者，专科医务人员不提供或基本不提供初级诊疗服务；基本建立全科医生"守门人"制度。

第5章 英国、法国初级医疗体制的主要内容

5.1 英国——国家医疗保障体制典型国家的初级医疗体制实践

国家医疗保障体制的基本特征是以税收作为主要筹资来源，主要通过财政预算进行支付，实行公费医疗①。实行国家医疗保障体制的国家的居民在医疗服务支付和消费上不发生责任和权利的对等联系。

1948年，《国民医疗保健法》的颁布和国家卫生服务体制（National Health Service，NHS）的建立是英国医疗体制沿革中的里程碑事件。英国通过颁布《国民医疗保健法》做出向全体国民提供免费医疗服务的重大选择。同时，国家卫生服务体制的建立标志着英国开始构建以初级医疗引导医疗体制整体运行（primary care-led NHS)②的制度设计。当前，英国医疗体制分级在政府的引导和规范下严格符合以初级医疗体制为重心的金字塔结构③。

5.1.1 英国初级医疗体制分级占比和空间形式构建

由于初级医疗体制是医疗体制的第一级，并融入整个分级医疗体制中，因此研究初级医疗体制及其资源配置的问题，必然涉及两个层面：一是医疗体制分级中对初级医疗体制的制度安排，即初级医疗体制的分级比重；二是初级医疗体制空间形式构建，形成初级医疗体制资源配置结构。

---

① 王海银，金春林，彭颖. 欧美等9国医疗服务系统特征、支付机制及对我国的启示 [J]. 卫生软科学，2016，30（4）：213-214.

② 顾昕. 英国医改对中国的启示有多大 [EB/OL]. [2016-11-22]. http://news.medlive.cn/all/info-news/show-121237_97.html.

③ 邓峰，吕菊红，高建民，等. 我国与发达国家医疗资源和卫生费用比较分析 [J]. 中国卫生经济，2014，33（2）：91-92.

5.1.1.1　英国医疗体制分级现状

英国作为实践分级医疗制度最早、最严格的西方国家之一，建立了分工明确的三级医疗服务体制，经过多年发展和完善，在西方的分级医疗体制建设中具有一定的代表性。

英国自 1848 年建立的国家卫生服务体制主要由各类诊所、社区医疗中心和养老院、英国各级公立医院等医疗机构组成，该体制中的医疗服务主要分为三级：初级医疗体制医疗服务、二级医疗体制医疗服务、三级医疗体制医疗服务。初级医疗体制医疗服务的提供者包括开业诊所（主要为开业全科医生，其他包括牙科医生、眼科医生、药剂师等）和社区医疗中心（主要由全科医生供职）[1]，其中，开业全科医生是初级医疗服务最主要的提供者，提供 90% 的初级医疗服务[2]。一般常见病和多发病患者就医，必须先到开业全科诊所看医生，然后根据病情需要转到相应的上一级医院进行治疗。二级医疗体制医疗服务的主要提供者是地区综合医院，地区综合医院通常是这一地区的医疗中心，收治急诊、重症患者及从初级医疗机构转诊的需要进行专科治疗的患者。三级医疗体制医疗服务的主要提供者是区域专科医院和跨区域医院（包括教学医院），以紧急救治和重大疑难杂症治疗为主，为重症患者提供更加专业的诊疗、护理服务。根据二级和三级医疗体制设立的医疗服务机构均不提供门诊服务，只接受转诊、急诊和提供住院服务。初级医疗机构在转诊时如果认定病情复杂，可直接转给三级医疗机构，二级医疗机构也可以转诊给三级医疗机构[3][4]。

值得注意的是，英国主要的初级医疗机构——全科诊所全部是私人性质的，政府通过向全科诊所购买医疗服务的方式向居民提供初级医疗服务。二级和三级医疗体制医疗服务的主要供给主体医院几乎全为公立，由国家财政提供经费。[5]

---

[1] 郭永松. 国内外医疗保障制度的比较研究 [J]. 医学与哲学（人文社会医学版），2007（8）：2-4.

[2] 徐芬，李国鸿. 国外医疗服务体系研究（一）[J]. 国外医学（卫生经济分册），2015，22（3）：97-99.

[3] 郭永松. 国内外医疗保障制度的比较研究 [J]. 医学与哲学（人文社会医学版），2007（8）：2-4.

[4] 顾昕. 英国医改对中国的启示有多大 [EB/OL]. [2016-11-22]. http://news. medlive. cn/all/info-news/show-121237 _ 97. html.

[5] 郭永松. 国内外医疗保障制度的比较研究 [J]. 医学与哲学（人文社会医学版），2007（8）：2-4.

5.1.1.2 英国初级医疗体制分级比重、空间密度及全科资源配置现状

英国的国家卫生服务体制以初级医疗体制为重心和基石，初级医疗服务是国家卫生服务体制的最大组成部分[①]，国家卫生服务体制以初级医疗引导医疗体制整体运行（primary care-led NHS）[②]。这样的医疗体制设计凸显了初级医疗体制在分级医疗体制中的重心地位，医疗体制供给呈现典型的金字塔结构。

1. 分级比重

（1）医疗机构数量。根据英国卫生和社会保健信息中心数据，截至 2014 年 9 月，英国初级医疗体制中设有全科诊所 7875 个，社区医疗中心 400～600 个[③]；二级医疗体制的主要医疗机构为区域综合医院，约 200 个；三级医疗体制的主要医疗机构为区域专科医院、跨区域医院（包括教学医院）等[④]，约 10 个。初级医疗体制的医疗机构数量最多，占医疗机构总数的 90% 以上，在分级比重上居于重心地位。如图 5-1 所示。

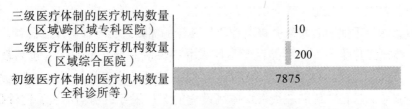

三级医疗体制的医疗机构数量（区域\跨区域专科医院）　10
二级医疗体制的医疗机构数量（区域综合医院）　200
初级医疗体制的医疗机构数量（全科诊所等）　7875

图 5-1　英国分级医疗体制中医疗机构数量的金字塔结构（单位：个）

（2）临床医生数量。根据 NHS 官网数据，英国全科医生有 40584 人，专科医生约 32000 人，由于英国的全科医生全部下沉到初级医疗层级工作（私人诊所、社区医疗中心等），在初级医疗机构服务的全科医生约占全国临床医生[⑤]总数的 56%[⑥]，二级和三级医疗体制中配置的临床医生之和约占全国临床

---

① 郭永松. 国内外医疗保障制度的比较研究 [J]. 医学与哲学（人文社会医学版），2007（8）：2-4.

② 顾昕. 英国医改对中国的启示有多大 [EB/OL]. [2016-11-22]. http://news.medlive.cn/all/info-news/show-121237_97.html.

③ 刘利群. 英国全科诊所人员配置、职责及管理 [EB/OL]. [2016-05-17]. http://www.cqcha.com.cn/html/xwzx/xhdt/16/05/782.html.

④ 顾昕. 英国医改对中国的启示有多大 [EB/OL]. [2016-11-22]. http://news.medlive.cn/all/info-news/show-121237_97.html.

⑤ 此处讨论的医生主要指在医疗机构提供临床医疗服务的医生，不包括单纯从事医学教学科研工作的医务人员.

⑥ David N. 英国全科医生高薪何来 [EB/OL]. [2016-03-07]. http://www.jkb.com.cn/news/overseas/2016/0307/385386.html.

医生总数的 44%。初级医疗体制的医生配置占全国临床医生配置的一半以上，在分级比重上处于重心地位。如图 5-2 所示。

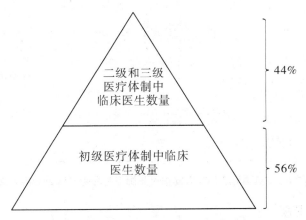

图 5-2　英国分级医疗体制中临床医生数量的金字塔结构

（3）可支配卫生费用预算。英国初级医疗服务的主要提供者是全科医生及其联盟（英国全科医生联盟，简称 CCGs）。全科医生作为"守门人"，具有良好的控费能力，初级医疗服务只消耗英国卫生费用约 10%[1]，但英国政府赋予全科医生及其联盟约 75%的 NHS 预算支配权，由全科医生及其组织代理居民向二级和三级医疗机构进行支付选择[2][3]。如图 5-3 所示。

　① 昝馨，朱恒鹏. 美国医疗费用全球最贵，原因何在？［EB/OL］.［2017-1-17］. http://www.cn-healthcare.com/article/20170111/content-488753.html.

　② Welsby P D, Welsby A. The changing health service［J］. Postgraduate Medical Journal，1994，70（819）：31.

　③ 郭永松. 国内外医疗保障制度的比较研究［J］. 医学与哲学（人文社会医学版），2007（8）：2-4.

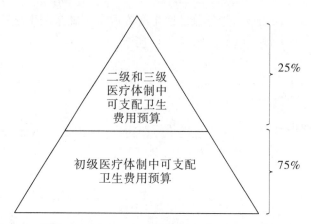

图 5-3　英国分级医疗体制中可支配卫生费用预算的金字塔结构

2. 空间密度

截至 2014 年 9 月，英国设全科诊所 7875 个，平均每 1 个诊所服务 7171 位居民[①]，共有全科医生（GP）40584 人，平均每名全科医生服务 1589 位居民，每 1000 位英国居民拥有全科医生数为 0.6 名[②]。初级医疗体制中还设有 400~600 个社区医疗中心，同样主要由全科医生供职，平均每 1 个医疗中心服务约 11 万居民；二级医疗体制的主要医疗机构区域综合医院，每 1 个医院平均服务 15 万~20 万居民；三级医疗体制的主要医疗机构区域专科医院、跨区域医院（包括教学医院）等[③]，约 10 所，每 1 所医疗机构服务百万人。从空间密度看，在三级医疗体制中，初级医疗体制设置的医疗机构数量相对最大，空间密度相对最高。

3. 全科资源配置现状

英国的全科医生数量非常庞大，远超过专科医生。同时，全科医生全部下沉到初级医疗层级。英国初级医疗体制配置的临床医生数中，全科医生占比接近 100%[④]，真正实现了"全科下沉、专科上升"，建立了全科医生"守门人"制度。

---

① 刘利群. 英国全科诊所人员配置、职责及管理 [EB/OL]. [2016-05-17]. http://www. cqcha. com. cn/html/xwzx/xhdt/16/05/782. html.

② 刘利群. 英国全科诊所人员配置、职责及管理 [EB/OL]. [2016-05-17]. http://www. cqcha. com. cn/html/xwzx/xhdt/16/05/782. html.

③ 顾昕. 英国医改对中国的启示有多大 [EB/OL]. [2016-11-22]. http://news. medlive. cn/all/info-news/show-121237_97. html.

④ 由于英国实现严格的全科医生首诊和门诊制度，英国的初级医疗服务提供者几乎全部为全科医生.

5.1.1.3　英国初级医疗体制空间形式构建

英国初级医疗体制通过对空间形式的构建，形成了以其为重心的分级医疗体制金字塔结构。

初级医疗体制的空间形式，主要是初级医疗服务的载体和配套要素在医疗体制末端区域的配置格局，包括覆盖人群、分布密度、地理位置、数量配置等。英国初级医疗体制通过覆盖全体国民，实现了空间分布高密度、单位数量人口均匀分布、地理位置深入社区，相对于其他层级医疗体制，医疗机构数量最大，配置的医务人员等要素最多，在整体上实现了以初级医疗体制为重心的金字塔结构。目前，英国初级医疗服务实现了全民覆盖，几乎每一位国民都能通过政府公费医疗享受初级医疗服务。

英国初级医疗体制在初级医疗服务主要载体——全科医生诊所的设置上，实现了空间分布高密度。英国规定公民或持 6 个月以上签证的外国公民必须注册全科医生并与其签约，约 97% 的居民都有签约的全科医生[1][2]。截至 2014 年9 月，英国设有全科诊所 7875 个，平均每 1 个诊所服务 7171 位居民，共有全科医生 40584 人[3]，平均每 1 名全科医生服务 1589 位居民，每 1000 位英国居民拥有全科医生数 0.6 名。英国初级医疗机构的空间配置密度是英国医疗机构中最高的。

英国的全科诊所在政府规划下，在全国分布十分均匀。同时，实现了医生资源在全国范围内的均匀分布[4]，按照单位数量人群配置固定人数医生，兼顾地理空间上的便利可及，有计划、高效、合理地布局全科医生资源，建立全面覆盖的全科医疗网络。

在地理位置上，英国政府对全科诊所和社区医疗中心的设置区位进行了规划，既保证居民在步行距离内方便可达，又防止诊所在同一区位重复设置而造成资源浪费。英国全科诊所遍布全国，深入社区，基本步行 20 分钟就可以找

---

① David N. 英国全科医生高薪何来 [EB/OL]. [2016－03－07]. http://www.jkb.com.cn/news/overseas/2016/0307/385386.html.

② 徐芬，李ронг. 国外医疗服务体系研究（一）[J]. 国外医学（卫生经济分册），2005，22（3）：98.

③ 刘利群. 英国全科诊所人员配置、职责及管理 [EB/OL]. [2016－05－17]. http://www.cqcha.com.cn/html/xwzx/xhdt/16/05/782.html.

④ 高连克，杨淑琴. 英国医疗保障制度变迁及其启示 [J]. 北方论丛，2005（4）：110－113.

到全科诊所[①]，平均 1 名全科医生服务周围约 1600 位签约居民[②]，直接面对个人和家庭提供长期、持续、综合的初级医疗服务，成为英国医疗体系名副其实的"守门人"[③]。

初级医疗体制空间形式的构建实现了医疗机构设置的高密度、深入社区、对全国居民的均匀覆盖，形成了以初级医疗体制为重心的分级医疗体制金字塔结构，遵循了医疗资源配置的金字塔结构原理。英国的国家卫生服务体制被世界卫生组织评价为世界上最完善的医疗服务体制之一[④]。

综上所述，英国分级医疗体制符合金字塔结构，医疗资源配置呈现典型的金字塔结构，遵循了疾病发生的自然规律。英国分级医疗体制的金字塔结构使得英国的医疗体制具有较好的公平性，且卫生费用控制在较低水平[⑤]。2011年，英国卫生费用占国内生产总值（GDP）的 9.6%，对比美国卫生费用占国内生产总值（GDP）的 17.6%[⑥]，大大提高了医疗资源配置效率。

5.1.2 英国初级医疗体制的萌芽和发展

英国国家卫生服务体制中，全科医生是初级医疗服务的主要提供者。作为初级医疗服务中坚力量的全科医生，承担 90% 左右的初级医疗服务[⑦]，有效地实现了整个医疗体制的"守门人"职能，掌握 75% 以上的 NHS 预算。简言之，英国的初级医疗体制是以全科医生制度为核心的。

英国初级医疗体制的建立以全科医生制度的建立为标志，在实行国家医疗保障体制的国家中，英国最早建立了全科医生制度。第一次工业革命使英国完成了社会化分工，直接促成当时英国全科医生与专科医生服务领域的划分。全

---

① 郑晓曼，王小丽. 英国国民医疗保健体制（NHS）探析 [J]. 中国卫生事业管理，2011（12）：919—921.

② David N. 英国全科医生高薪何来 [EB/OL]. [2016-03-07]. http://www.jkb.com.cn/news/overseas/2016/0307/385386.html.

③ 刘小平，吴春容. 黄永昌. 全科医生在预防保健中的作用 [J]. 中国初级卫生保健，1995，9（9）：4.

④ 郭永松. 国内外医疗保障制度的比较研究 [J]. 医学与哲学（人文社会医学版），2007（8）：2—4.

⑤ 张嵬，马玉琴，段光锋，等. 英国 NHS 体系对我国卫生服务的启示 [J]. 解放军医院管理杂志，2012，19（6）：5.

⑥ 邓峰，吕菊红，高建民，等. 我国与发达国家医疗资源和卫生费用比较分析 [J]. 中国卫生经济，2014，33（2）：91—92.

⑦ Welsby P D, Welsby A. The changing health service [J]. Postgraduate Medical Journal, 1994, 70 (819): 31.

科医生的职能和角色逐渐从内科医生和外科医生中分离出来，下沉到医疗体系的最基层，直接面向广大居民，为患者提供首诊服务，并将需要专科服务的患者转诊到医院，同时接收完成专科医疗服务的患者。[①] 至此，英国的全科医生将医院提供的医疗服务让渡给专科医生，承担起为社区居民提供首诊服务、治疗常见病和为医院专科医疗转诊回来的患者提供医疗护理的工作，逐步担负起下沉在医疗体制最基层、服务于社区的医疗体系"守门人"职能，形成英国初级医疗体制的雏形。

英国全科医生制度的建立主要包括两个关键步骤：第一步是国民卫生保健制度实施。1948 年英国正式实施国民卫生保健制度（NHS），将全科医生与专科医生的服务领域划分制度化，英国全科医生的功能被正式确立，成为初级医疗服务的主要提供者和居民健康的"守门人"。第二步是全科医学专业的不断发展，进一步巩固了全科医生制度。1950 年，Collings J S 在 The Lancet 发表全科医生现状调查报告[②]，提出需要为全科医生建立独立的学术团体，制定执业标准，从而推动教育和科研。1952 年，英国皇家全科医师学会正式成立，逐渐展开全科医生的规范化管理，促进英国全科医疗技术的发展，从此英国全科医生获得了专门的全科医生执照，全科医生的地位进一步提高。1976 年，英国国会正式立法确立了全科医生培养模式，并建立了新的专门管理机构。[③]

综上，英国最早发生了全科医疗和专科医疗的社会分工，并较好地形成了"全科下沉、专科上升"的医疗制度分级。之后，澳大利亚、加拿大、新加坡等国家纷纷效仿英国，在初级医疗层级建立全科医生制度，同时建立国家医疗保障体制，将全科医生服务纳入保障制度[④]，着力引导全科医生下沉，使其成为初级医疗服务的主要提供者。

1991 年，英国政府提出全科医生基金持有计划（GP fund holder），赋予全科医生更大的选择权，"由其代理病人选择转诊医院"[⑤]。2002 年，英国成立

---

① 代涛，黄菊，马晓静. 国际全科医生制度发展历程：影响因素分析及政策启示 [J]. 中国卫生政策研究，2015，8 (2)：2.

② Petchey R. Collings report on general-practice in England in 1950: unrecognized, pioneering piece of British social research [J]. British Medical Journal，1995，311 (6996)：40－42.

③ 代涛，黄菊，马晓静. 国际全科医生制度发展历程：影响因素分析及政策启示 [J]. 中国卫生政策研究，2015，8 (2)：2－3.

④ 代涛，黄菊，马晓静. 国际全科医生制度发展历程：影响因素分析及政策启示 [J]. 中国卫生政策研究，2015，8 (2)：2－3.

⑤ 谢春艳，何江江，胡善联. 英国卫生服务支付制度经验与启示 [J]. 中国卫生经济，2015，34 (1)：93－94.

初级卫生保健信托机构（Primary Care Trusts，PCTs），将国家卫生服务预算3/4的资金直接分配给 PCTs，医院作为医疗服务的卖方，PCTs 与全科医生合作作为居民的代理人向二级、三级医疗机构购买医疗服务①。到 2012 年，新一轮医疗体制改革是以全科医生的医疗委托服务作为核心内容之一②，设立由全科医生自我管理运行的 211 个全科医生联盟（Clinical Commissioning Groups，CCGs），CCGs 取代 PCTs 负责代理居民向医疗服务提供者购买医疗服务③。英国的医疗体制改革几经波折，完成了全科医生制度的核心之一 —— 全科医生代理人身份的确立和强化。全科医生最终获得了双重身份：一方面是初级医疗服务的提供者和医疗服务体系的"守门人"；另一方面是居民购买医疗服务的"代理人"，负责转诊和代表患者向医院购买住院和专科医疗服务。这在英国的初级医疗体制建设中是非常重要的制度创新。

从英国初级医疗体制的萌芽和发展来看，第一次工业革命后英国初级医疗体制以全科医生制度的建立为标志逐步建立和完善，以及"全科下沉、专科上升"的医疗资源空间分级的形成，是生产力发展、社会化分工和优化资源配置效率的客观要求，它有利于发展医疗技术、降低医疗服务成本。英国政府从制度上（包括颁布法律条款、改革医疗保障制度等）引导和鼓励全科医疗资源（包括全科医务人员）进入医疗体制空间末端，真正成为居民与国家医疗系统接触的第一环节（first contact），让专科医生不再直接面对首诊患者而进入次级医疗层级，完成"全科下沉、专科上升"的医疗体制改革，从而成为具有英国特色的初级医疗体制建设模式，这种以全科医生制度为核心的初级医疗体制在很大程度上是政府引导和主导的结果。以此为基础，英国形成了医疗体制供给的金字塔结构，从而实现了医疗资源配置的金字塔结构。

5.1.3 英国初级医疗体制的功能定位

英国作为实行国家医疗保障体制的典型国家，其对初级医疗体制的功能设计的核心理念是，把卫生保健当作公民的一项权利，国家有责任创造条件，确

---

① 张雪，杨柠溪. 英美分级诊疗实践及对我国的启示 [J]. 医学与哲学，2015，36（7A）：78-79.

② 李滔，王秀峰，赵坤. 英国卫生体制对我国医改的启示 [J]. 中国全科医学，2015，18（34）：4158.

③ Welsby P D，Welsby A. The changing health service [J]. Postgraduate Medical Journal，1994，70（819）：31.

保全体公民不论支付能力和居住地点如何，都能获得必需的医疗服务。[①] 英国通过国家立法、制度建设和政策颁布，明确确立初级医疗体制的功能，包括为患者提供首诊服务、治疗常见病、为需要的患者选择专科服务并转诊到相应次级医疗机构、接收完成专科医疗服务需要恢复的患者。[②]

Bruno Palier 提出，任何医疗体制的设计都必须在四个相互矛盾的目标之间进行选择和取舍。这四个目标是：确保系统的经济可持续性、服务的平等可及性、服务的质量以及医生和病人的自主权和满意度。他认为，国家医疗保障体制在前三个方面都令人满意。[③]

5.1.4　英国初级医疗体制的载体、组织形式和作用机制

英国通过对初级医疗体制的构建和创新，尤其对其核心制度——全科医生制度及相关机制的设计和构建，引导优质医疗资源流向和沉淀在初级医疗层级，实现以初级医疗为配置重心的医疗资源配置金字塔结构的合理状态，一方面响应了居民医疗需求的金字塔结构，另一方面实现了初级医疗资源配置的公平、可及性，控制了国家医疗费用支出，提高了资源配置效率。如前文所述，初级医疗体制包括初级诊疗服务体制、基层药品供应保障体制、基层医疗保障体制，以下分别从各组成机制的载体、组织形式和作用机制对英国初级医疗体制进行阐释和分析。

5.1.4.1　初级诊疗服务体制的载体、组织形式和作用机制

英国初级医疗体制是以全科医生制度为核心的，全科医生是初级诊疗服务的主要提供者，因此初级诊疗服务体制的载体、组织形式和作用机制主要体现在全科医生制度及相关制度的设计和构建上。

1. 初级诊疗服务体制的载体、组织形式

（1）载体。

英国的初级诊疗机构主要包括开业诊所和社区医疗中心，其中，全科诊所

---

① 顾昕. 国际卫生保健体制之综观：比较与借鉴——美国、英国、荷兰、墨西哥 [J]. 当代医学杂志，2007（2）：34－47.

② 代涛，黄菊，马晓静. 国际全科医生制度发展历程：影响因素分析及政策启示 [J]. 中国卫生政策研究，2015，8（2）：2.

③ 顾昕. 国际卫生保健体制之综观：比较与借鉴——美国、英国、荷兰、墨西哥 [J]. 当代医学杂志，2007（2）：34－47.

承担全国约 90% 的初级医疗服务①。英国初级诊疗服务体制的主要载体是全科诊所，其他还包括牙科诊所、眼科诊所、社区医疗中心等②。

（2）组织形式。

英国尽管实行由政府主导的国家卫生服务体制，90% 以上的医院都是公立的，但政府鼓励初级医疗服务的主要提供者全科医生兴办私人诊所，政府通过向全科诊所购买医疗服务的方式向居民提供初级医疗服务。英国初级医疗服务主要提供机构全科诊所几乎全部是私立的。大部分全科医生自办或合伙开办诊所，自负盈亏；少数全科医生受雇于 NHS，由 NHS 分配到一个或多个诊所工作，每周有规定的工作时间，这些全科医生有随时离开 NHS 诊所的自由，且拥有工作时间之外在私人诊所兼职的权利，他们尽管是政府的雇员，但可多点执业，自由流动③。

英国初级诊疗服务体制的主要组织形式是私营诊所。英国政府鼓励私营全科诊所积极发展，允许全科医生自雇或受雇于 NHS 诊所，一方面，消除了医生资源的流动壁垒，促使全科医生优化配置；另一方面，自负盈亏的经营方式促使初级医疗服务机构为获得竞争优势而不断提高服务质量，从而从整体上提升初级医疗服务的供给质量。

（3）全科医生培养。

英国有系统化、标准化的全科医生培养模式，确保每一位全科医生都是优秀的医务人员。在英国，要成为全科医生，必须经过"5+2+3"的职业培养，即 5 年医学本科课程、毕业后 2 年临床基础技能训练和 3 年全科医学援救生专业培训，最后，通过考试和评估合格后，才能成为全科医生。执业后，全科医生还要接受继续教育，从而有效确保其技术水平。④⑤ 高水平的全科医生自然能获得居民信任，成为居民患病时的"第一呼叫对象"。此外，英国非常注重从全科医生的职能定位出发，与专科医生进行差异化培养。通过强化全科医生在全科医学的理论知识和临床方面的培训，使其在提供首诊服务、治疗各种常见病，以及对病人进行综合性、连续性医疗服务方面具有专科医生无法替代的

---

① 郭永松. 国内外医疗保障制度的比较研究 [J]. 医学与哲学（人文社会医学版），2007（8）：2-4.

② 王海银，金春林，彭颖. 欧美等 9 国医疗服务系统特征、支付机制及对我国的启示 [J]. 卫生软科学，2016，30（4）：213-214.

③ 朱凤梅，夏雨青，王震. 英国全科医生怎样运转 [N]. 健康报，2015-12-07.

④ 韩洪讯. 解读欧美全科医生 [J]. 中国医药指南，2007（7）：20-23.

⑤ 李滔，王秀峰，赵坤. 英国卫生体制对我国医改的启示 [J]. 中国全科医学，2015，18（34）：4158.

优势，使患者自发选择其作为"首诊"医务人员，这样，随病人流动的医疗费用自然就流向了初级医疗机构。

英国高水平全科医生培养制度，一方面，增加了初级医疗机构的全科医生数量；另一方面，使全科医生获得居民信任，使医疗费用、医疗设施等流向初级医疗机构，实现以初级医疗服务为重心的医疗资源配置金字塔结构的合理状态，响应了疾病发生以常见病和多发病为最大量医疗事件的规律，从而大量医生资源应当配置给初级医疗机构，以满足常见病和多发病的医疗需求。

2. 初级诊疗服务体制的作用机制

英国初级诊疗服务体制的作用机制主要体现在全科医生制度及相关机制的设计和运行中。

英国实现医疗资源配置的金字塔结构的关键在于全科医生制度的构建。通过构建全科医生制度，引导医疗资源流向初级医疗层级，实现了医疗资源以初级医疗服务为重心的金字塔结构的合理状态。英国的全科医生制度主要包括几个方面：首诊和转诊制度，付费者和服务提供者分离、政府购买服务和薪酬激励制度，全科医生代理人身份的构建。

(1) 首诊和转诊制度。

① 社区首诊制度。

英国为社区首诊服务提供法律保障，规定公民或持 6 个月以上签证的外国公民必须注册家庭医生，并与其签约。英国平均每 1 名开业全科医生签约居民约 1600 人[①]。另外，英国法律规定，非紧急情况下，社区居民患病后必须首先到全科医生处就诊，由全科医生决定后续治疗方案以及患者是否转诊[②]。因此，英国全科医生承担几乎全部门诊服务，初级医疗机构实现了极高的服务利用率[③]，杜绝了全科医疗资源浪费的现象。同时，允许居民自由更换全科医生[④]，促使全科医生提高服务质量和资源配置效率。全科医生成为医疗服务体系名副其实的"守门人"，患者留在了基层，医疗资源也就流向了初级医疗机构。

---

①　David N. 英国全科医生高薪何来 [EB/OL]. [2016-03-07]. http://www.jkb.com.cn/news/overseas/2016/0307/385386.html.

②　张雪，杨柠溪. 英美分级诊疗实践及对我国的启示 [J]. 医学与哲学，2015，36 (7A)：78-79.

③　徐芬，李国鸿. 国外医疗服务体系研究（一）[J]. 国外医学（卫生经济分册），2005，22 (3)：98.

④　李滔，王秀峰，赵坤. 英国卫生体制对我国医改的启示 [J]. 中国全科医学，2015，18 (34)：4159.

英国严格的社区首诊制度是建立在高质量的全科医生培养制度的基础上的，高水平全科医生自然成为居民患病时的"第一呼叫对象"。

② 规范转诊程序。

英国实行严格的转诊制度，非急诊患者必须先在签约的全科医生所在诊所就诊，急诊住院患者在住院后也需在签约的全科医生处补办转诊手续，否则不能享受免费服务①。发生紧急情况如意外事故、心脏病、急性脑出血等，患者可以直接去医院就诊，但之后仍需回到签约的全科医生处继续接受治疗，使全科诊所的服务利用率最大化。

（2）付费者和服务提供者分离、政府购买服务和薪酬激励制度。

英国实行付费者和初级医疗服务提供者分离，政府对初级医疗服务提供者，主要是开业全科诊所进行医疗服务的采购，激励初级医疗服务提供者积极竞争，提高服务质量。薪酬激励制度使全科医生的价值得到充分体现，英国全科医生的工资总额为社会平均工资的3~4倍②，按照平均收入计算，甚至比专科医生略高③。不同类型的全科医生获得收入的途径不同，少数直接受雇于NHS的全科医生，拿NHS固定薪水，根据具体指标有少量上下浮动④。自由执业的全科医生（开业全科医生）以诊所为单位与NHS签订服务合同，由政府购买其提供的初级医疗服务，收入采用按人头付费、绩效和固定薪酬相结合的方式获得⑤。按人头付费的基本服务费用约占开业全科医生收入的75%，绩效收入约占20%，还有5%为其他服务费用⑥⑦。

按人头付费收入。所得全额与全科诊所签约人数和医疗服务量有关，考虑的因素包括患者年龄、性别、发病率等。服务的人数越多，收入越高；提供的医疗服务量控制得越少，收入也越高。

---

① 李滔，王秀峰，赵坤. 英国卫生体制对我国医改的启示 [J]. 中国全科医学，2015，18 (34)：4159.

② 李滔，王秀峰，赵坤. 英国卫生体制对我国医改的启示 [J]. 中国全科医学，2015，18 (34)：4158.

③ David N. 英国全科医生高薪何来 [EB/OL]. [2016－03－07]. http://www. jkb. com. cn/news/overseas/2016/0307/385386. html.

④ 朱凤梅，夏雨青，王震. 英国全科医生怎样运转 [J]. 健康报，2015－12－07.

⑤ 姜红玲. 从医生费用控制视角谈社区卫生事业发展方向——基于英国全科医生制度的经济分析 [J]. 中南财经政法大学研究生学报，2007 (6)：81－84.

⑥ Roland M, Guthrie B, Thome D C. Primary medical care in the United Kingdom [J]. The Journal of the American Board of Family Medicine，2012，25 (1)：6－11.

⑦ 谢春艳，何江江，胡善联. 英国初级卫生保健质量与结果框架解析 [J]. 中国医院管理，2015，35 (7)：78－79.

绩效收入。所得金额根据"质量与效果框架"（Quality and Outcome Framework，QOF），按积分点计算，考虑的因素包括服务项目类型、医疗服务质量、机构组织水平、患者体验等。QOF 通过激励机制提高全科医生的服务质量。[1][2]

英国全科医生的薪酬激励制度，有效地鼓励优秀医务人员下沉到初级医疗机构，同时吸引更多的医科学生选择全科医生作为职业发展方向，增加初级医疗层级医务人员数量，优化在初级医疗机构和医院之间的医疗资源配置。

（3）全科医生代理人身份的构建。

全科医生代理人身份的构建是英国全科医生制度中最具意义的制度创新之一，对提高初级医疗和整个国家医疗体系的医疗资源配置效率、实现控费、消除患者和医院之间的信息不对称引起的供给诱导需求等问题，构建患者与医院之间的平等地位等具有重大意义。从全科医生基金持有计划赋予全科医生更大的选择权、由全科医生代理病人选择转诊医院[3]；到 PCTs 将国家卫生服务预算 3/4 的资金直接分配给 PCTs，由医院作为医疗服务的卖方，PCTs 与全科医生合作作为居民的代理人向医院购买医疗服务[4]；再到 CCGs 取代 PCTs，掌握 60％以上的 NHS 预算[5]，负责代理居民向医疗服务提供者购买医疗服务，英国的初级医疗体制不断改革，最终完成了全科医生制度的核心之一 —— 全科医生代理人身份的确立和强化。

从经济学角度来看，这样的制度设计至少包含两个方面的考量：①弥补信息不对称的缺陷，提高资源配置效率。在医疗服务的交易市场中，由于居民缺乏专业医学知识，作为买方的居民和作为卖方的医院存在信息不对称的矛盾，降低了医疗资源配置的有效性。安排具有专业医学知识的全科医生成为居民的代理人，在一定程度上解决了由于信息不对称而造成的市场失灵问题，提高了医疗服务市场资源配置效率。②实现控费。患者由于缺乏专业医学知识，在医

① 姜红玲. 从医生费用控制视角谈社区卫生事业发展方向——基于英国全科医生制度的经济分析 [J]. 中南财经政法大学研究生学报，2007（6）：81-84.

② Roland M，Guthrie B，Thome D C. Primary medical care in the United Kingdom [J]. The Journal of the American Board of Family Medicine，2012，25（1）：6-11.

③ 谢春艳，何江江，胡善联. 英国卫生服务支付制度经验与启示 [J]. 中国卫生经济，2015，34（1）：93-94.

④ 张雪，杨柠溪. 英美分级诊疗实践及对我国的启示 [J]. 医学与哲学，2015，36（7A）：78-79.

⑤ Welsby P D，Welsby A. The changing health service [J]. Postgraduate Medical Journal，1994，70（819）：31.

疗服务交易中处于不利地位。在居民和全科医生的委托代理关系中，全科医生与居民成为利益共同方，全科医生利用专业医学知识尽量为病人和自己争取利益，在转诊过程中为患者选择适合的医院，并代表患者与医院谈判确定必需的诊疗项目，有效防止医院过度医疗，降低政府和个人在医院支付的医疗费用，从而优化医疗服务体系中医疗费用的配置。

英国通过对全科医生代理人身份的构建，完成了医疗资源逐步从专科医生向全科医生转移、从供方完全主导向购方主导转变[①]，医疗资源下沉到初级医疗机构，医疗资源配置形成了与医疗需求相对应的金字塔结构。

5.1.4.2 基层药品供应保障体制的作用机制

英国的基层药品供应保障体制主要通过医药分业、NICE 评价和药品费用补偿政策、鼓励全科医生选择仿制药品和治疗替带药品等来实现。

1. 医药分业，防止全科医生过度医疗

NHS 实行医药分业的制度，全科医生只负责开药方，售药处必须是独立于开业医生和医院的药店，斩断全科诊所与药品供应商的利益关系，杜绝过度医疗的现象。另外，英国政府实行严格的药品价格管制计划，主要针对 NHS 系统所覆盖的处方药，对制药公司总体利润水平进行限制，即每年制药企业与 NHS 协商一个目标利润值，若当年利润高出协商目标，制药企业要将利润返还给 NHS[②]。这在一定程度上抑制了药品价格的上涨，从而达到控制药品费用的目的，减轻了 NHS 的资金负担。

2. NICE 评价和药品费用补偿政策，保障低价优质的药品供应

基于限制药品费用和提高药品质量的目的，英国成立了国家卓越医疗保健研究所（National Institute for Health and Care Excellence，NICE）。NICE 主要进行药品的成本—效果分析和药品临床有效性与潜在预算影响的标准制定，目的是使本国医疗资源得到充分利用，同时满足人们的药品需求。NICE 的关键任务是进行药品的成本—效果分析，用生命质量、不同治疗方案（药物与非药物）和降低成本的关系或避免运用其他医疗方式来评价药品的成本效益。通过药品分析，NICE 给政府部门和医疗保险机构列出了积极的药品目录和消极

---

① 华颖. 英国全民医疗服务（NHS）的组织管理体制探析——兼论对中国的启示 [J]. 中国医疗保险，2014（1）：68.

② Joe C. The pharmaceutical price regulation scheme [J]. British Medical Journal，2007，334（7591）：435−436.

的药品目录，只有前者会获得 NHS 的补偿①，以此保障价廉物美的药品的生产和供应，便于 NHS 采购到价格更低的优质药品，节省国家医疗费用中药品费用的支出。

3. 鼓励全科医生选择仿制药品和治疗替代药品作为处方药

NHS 通过临床处方药与非处方药管理政策，鼓励全科医生选择仿制药品和治疗替代药品作为处方药，诱导企业重视仿制药品和替代药品的生产，降低国家医疗费用支出中的药品费用支出。在全科医生开具处方药的财政激励计划中，为使医生在预算范围内开具处方药，激励开业全科医生通过减少每种处方药的平均费用而不是减少处方药的数量来控制费用，因此，全科医生倾向于选择便宜的仿制药品或治疗替代药品，这也诱导了企业重视仿制药品和治疗替代药品的生产。同时，NHS 对非处方药不进行补偿②。另外，英国部分制药企业生产的非处方药成分实际上与处方药相同，但其单位药品有效成分含量比处方药低很多，当人们发现处方药比相应剂量的非处方药便宜时，人们就会倾向于选择使用处方药，这在一定程度上促使制药企业更加重视低价处方药的生产。

5.1.4.3　基层医疗保障体制的作用机制

基层医疗保障体制包括：初级医疗的筹资体系，如通过公共财政预算、医疗保险基金和社会捐赠等，确保医疗服务能够获得稳定和持续的资金和资源支持；合理的支付机制，以某种风险共担、预付和统筹的方式，使医疗服务对每个居民或其家庭都具有可负担性③，它涉及社会的再分配，还涉及医疗资源配置的效率和医保控费等问题。实行国家医疗保障体制的英国，于 1948 年正式建立 NHS，实行全民免费医疗服务，其医疗体系的资金主要由税收筹集，几乎全部医疗服务包括初级医疗的诊疗服务和药品的支付都由政府预算提供经费，居住在英国的合法居民，除了支付一些处方费用外，可以享受免费的医疗服务。英国的基层医疗保障体制具有一般税收筹资、全民覆盖、公费医疗、按需服务的特点。

（1）筹资方式。

---

① 李洁，David Q. NHS 制度背景下英国医药产业政策体系探析与启示［J］. 中国卫生事业管理，2016（11）：808.

② 李洁，David Q. NHS 制度背景下英国医药产业政策体系探析与启示［J］. 中国卫生事业管理，2016（11）：808.

③ 何子英，郁建兴. 走向"全民健康覆盖"——有效的规制与积极的战略性购买［J］. 浙江社会科学，2017（2）：59—62.

英国初级医疗服务的供给和体制运转资金的主要来源是通过一般税收筹集（约占整个医疗卫生费用的80%），另外的收入来源是各种保险（约占12%）和其他收入。[①] 全科医生每年将当年经费使用情况和来年经费预算情况逐级呈报国家卫生健康委员会，由国家卫生健康委员会根据经费预算做财政拨款计划。每年国家卫生预算费用划拨到NHS，由其安排国家医疗卫生经费的使用。

（2）资金支付。

NHS费用来源主要依靠国家通过一般税的形式统一征收，由于初级医疗服务的主要提供者全科诊所几乎都是私营性质的，政府作为初级医疗服务和药品的购买者，运用政府预算资金，通过NHS向初级医疗服务的提供者（包括开业全科医生等）和药品等的供应商直接采购、支付[②]。在初级医疗服务市场，存在第三方付费（NHS下属机构），即患者与全科医生之间不发生直接的财务关系，患者的医疗费用由政府买单，与初级医疗服务的提供者进行结算，这一方面有利于患者与全科医生建立和谐的医患关系；另一方面为政府制定政策措施对初级医疗服务的提供进行控费，激励其提高服务质量提供了有利条件。

英国政府为了保障初级医疗服务质量和对居民的普遍可及性，采用按人头付费结合绩效和固定薪酬的混合支付方式对诊所的初级医疗服务进行支付[③]。自由执业的全科医生以诊所为单位与NHS签订服务合同，政府购买其提供的初级医疗服务，每年按签约居民人数预付款项给全科诊所，并结合其他支付方式，NHS按人头预付给全科诊所的服务费用约占诊所收入的75%，绩效收入约占20%，还有5%是其他服务费用[④][⑤]。政府允许民众在一定期限后更换注册的全科诊所或社区医疗机构，因全科医生服务质量下降而造成注册居民流失的诊所，其获得的"人头拨款"会相应减少，这样可以有效防止全科医生为了增加收益而降低服务质量。另外，NHS还建立了一套针对社区全科医生业务开展状况的评估考核机制，与其绩效薪酬等挂钩[⑥]。

① 孙晓明. 发达国家和地区医疗体制与保险制度 [M]. 上海：上海科学技术出版社，2005：44.
② 孙晓明. 发达国家和地区医疗体制与保险制度 [M]. 上海：上海科学技术出版社，2005：44.
③ 姜红玲. 从医生费用控制视角谈社区卫生事业发展方向——基于英国全科医生制度的经济分析 [J]. 中南财经政法大学研究生学报，2007（6）：81—84.
④ Roland M, Guthrie B, Thome D C. Primary medical care in the United Kingdom [J]. The Journal of the American Board of Family Medicine, 2012, 25 (1): 6—11.
⑤ 谢春艳，何江江，胡善联. 英国初级卫生保健质量与结果框架解析 [J]. 中国医院管理，2015，35（7）：78—79.
⑥ 甘筱青. 城乡医疗双向转诊的机制与模式 [M]. 南昌：江西人民出版社，2014：183.

NHS 向每位全科医生预付的费用中，不仅包含全科医生为签约居民提供初级医疗服务的费用，还包括转诊费。全科医生每进行一次转诊，必须向接受转诊服务的提供者支付一笔定额转诊费，这也使得全科医生积极地把患者留在诊所，努力提高服务质量①。除急诊外，英国 90％的患者都在全科医生诊所获得诊疗服务，10％的患者转诊到医院接受住院治疗。② 按人头付费实现了初级医疗资源配置的可及性和效率两大目标，保障了初级医疗服务的全民覆盖，激励全科医生提高医疗服务质量，鼓励其降低诊疗成本，避免"大检查""大处方"，实现有效控费。

另外，为了保障初级医疗服务的全面可及和在人群、空间上的均匀分布，英国政府鼓励全科医生在条件较差的地域开业，对在贫困地区开业的全科医生提供特殊补贴③。

（3）对首诊和转诊提供支持。

英国政府制定的医保政策为转诊提供保障与支持，限定公民除急诊危重症外，接受上级医疗服务必须经全科医生转诊，否则医保不予支付，医院也不直接收治。患者如果不看全科医生，就只能去高消费的私立医院就诊。④ 这种医保政策的限制，客观上促进了英国以初级医疗服务为主的医疗资源配置的金字塔结构。

5.1.5　英国初级医疗体制的作用结果

英国医疗体制的空间形式呈现完全的金字塔结构。英国 NHS 以初级医疗体制为重心，形成了完善的"全科下沉、专科上升"的制度。以初级医疗体制引导医疗体制整体运行在欧洲各国的决策层引起了广泛的重视⑤，对世界范围内的医疗体制的建立产生了深远的影响。

5.1.5.1　优点

英国实践经验检验了医疗体制的金字塔结构。通过以初级医疗机构及配套

---

① 朱凤梅，夏雨青，王震. 英国全科医生怎样运转［N］. 健康报，2015−12−07.

② 李滔，王秀峰，赵坤. 英国卫生体制对我国医改的启示［J］. 中国全科医学，2015，18（34）：4159.

③ 甘筱青. 城乡医疗双向转诊的机制与模式［M］. 南昌：江西人民出版社，2014：183.

④ 张雪，杨柠溪. 英美分级诊疗实践及对我国的启示［J］. 医学与哲学，2015，36（7A）：78−79.

⑤ 顾昕. 英国医改对中国的启示有多大［EB/OL］.［2016−11−22］. http://news. medlive. cn/all/info−news/show−121237 _ 97. html.

要素空间分布的均匀、高密度，以及深入社区的制度设计，对全科医生制度进行创新和完善，形成以初级医疗体制为重心的医疗体制金字塔结构，包括分级比重和空间密度都逐级递减，以及"全科下沉、专科上升"。

实践证明，英国医疗体制是合理的，其实现了医疗资源的"合理配置"，响应了居民医疗需求的金字塔结构，控制了国家医疗费用支出，提高了医疗体系的资源配置效率，实现了初级医疗资源配置的三大目标——公平、效率和可及性。

5.1.5.2 不足和改革

英国国家卫生服务体制虽然被世界卫生组织评价为世界上最完善的医疗服务体制之一，但还存在一些问题，包括公立医疗机构服务效率不高、病人转诊等待时间较长等。据调查，英国需要住院的慢性病人中，有65％的患者至少要等一个月才能入院，30％的患者需要等半年，不少患者为了及时得到治疗而选择了私立医院[①]。产生这一问题的主要根源并非初级医疗体制，而是由于次级医疗机构主要是由政府设立的公立医院，公立医院的垄断以及竞争的缺乏导致医疗服务供给效率低下、质量降低等，引起民众的强烈不满。针对上述问题，英国从20世纪90年代开始进行医疗体制改革，主要采取引入内部市场或公共合同等措施，尝试将次级医疗服务提供者和购买者的角色进行分离，使公立医院相互竞争。[②]

5.2 法国——社会健康保险体制典型国家的初级医疗体制实践

法国作为典型的社会健康保险体制国家，以全民健康保险、普遍可及和公平性为基本目标[③]，通过制度设计及相关政策法规的实施，强制公民购买社会医疗保险，来保障全体公民需要的基本医疗服务[④]。法国医疗体制的主要内容是保障初级医疗服务的全民可及。

---

① 周绿林，李绍华. 医疗保险学 [M]. 北京：科学出版社，2006：236—237.

② 张录法，黄丞. 医疗卫生体系改革的四种模式 [J]. 经济社会体制比较，2005 (1)：75—80.

③ Olivier N，Béjean S，Daniel B，et al. Achieving universal health coverage in France：policy reforms and the challenge of inequalities [J]. The Lancet，2016 (2)：1—3.

④ Olivier N，Béjean S，Daniel B，et al. Achieving universal health coverage in France：policy reforms and the challenge of inequalities [J]. The Lancet，2016 (2)：1—3.

5.2.1　法国初级医疗体制的分级比重

法国医疗体制从各级医疗机构承担的职责和转诊制度上来看，可分为三级。各级医疗体制中医疗机构数量呈现金字塔结构。初级医疗体制主要由开业诊所（包括开业全科诊所和专科诊所）提供医疗服务，目前法国服务于初级医疗层级的医生约 11.4 万，以一般 5～6 名医生服务于 1 个诊所计算，法国约有开业诊所 19000 个[①]。二级和三级医疗体制主要由各级医院提供医疗服务。与英国 95％以上的医院都是公立医院不同，法国的私立医院占比相当大。法国目前有 2956 所医院，其中公立医院有 1058 所，私立医院有 1898 所。二级医疗体制主要由地区医院和中心医院提供医疗服务，共 1029 所，医院拥有床位数一般低于 1500 张。三级医疗体制主要由专科医院、教学医院集团提供医疗服务，教学医院集团共 29 所，拥有病床一般为 1500～3000 张[②③]。如图 5-4 所示。

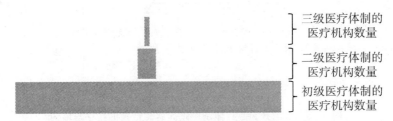

三级医疗体制的
医疗机构数量

二级医疗体制的
医疗机构数量

初级医疗体制的
医疗机构数量

图 5-4　法国分级医疗体制中医疗机构数量的金字塔结构

从法国医疗体制的分级和各级医疗机构数量来看，法国虽然不像英国一开始就实行以初级医疗体制引导医疗体制整体运行的体制设计，但其医疗体制空间形式整体趋于金字塔结构。近年来，法国社会健康保险体制要求参保人签约全科医生并通过全科医生转诊，全面取消公立医院的门诊服务，逐步引导居民到全科医生处进行首诊和一般门诊，绝大部分初级医疗服务由全科诊所提供，全科医生几乎全部下沉到初级医疗层级就业[④]，人员和经费等医疗资源都随之

---

① 姚军生，刘刚，陈虹，等. 国外全科医生培养概况及其对我国全科医学教育的启示［J］. 中华医学教育杂志，2014，34（3）：474－477.

② 聂春雷，姚建红，冯光，等. 法国的卫生服务和医疗保险体系［J］. 中国卫生经济，2005，24（5）：67－68.

③ 赵斌，李蔚. 社会医疗保险背景下的分级诊疗制度国际借鉴及中国困境［J］. 中国医疗保险，2017（5）：14－19.

④ 赵斌，李蔚. 社会医疗保险背景下的分级诊疗制度国际借鉴及中国困境［J］. 中国医疗保险，2017（5）：14－19.

下沉，与此相对应的，法国医疗资源配置的金字塔结构更加明显。

法国分级医疗体制中医生资源配置呈金字塔结构。2009 年，法国共有 21.6 万名医生，在初级医疗层级的医生约占总数的 53%，约 11.4 万名，大于在二级和三级医疗层级的医生数量之和。在初级医疗层级医生中，全科医生有 6.1 万名，占 53.5%[①]。2004 年，法国实行新的《健康保险法》，引入了"优选医生计划"，要求 16 岁以上参加社会保险的居民必须签约首诊医生，截至 2007 年，已有 81% 的法国居民签约了首诊医生，其中 99% 为全科医生[②]。如图 5-5 所示。

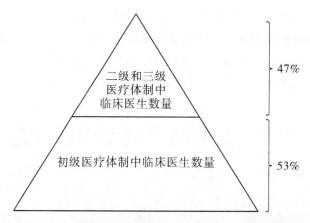

图 5-5　法国分级医疗体制中临床医生数量的金字塔结构

法国分级医疗体制中医疗费用配置呈金字塔结构。法国医疗体制的主要资金来源为医疗保险金，主要的初级医疗服务结构私人诊所的医疗费用（门诊费、处方药费和其他医疗服务费用、误工补偿）占医疗保险金的 47%[③]，接近二级和三级医疗费用的总和。

5.2.2　法国初级医疗体制的萌芽和发展

从法国初级医疗体制的发展历程可以清晰看出，法国医疗体制为响应居民医疗需求的金字塔结构，调整医疗资源配置，逐渐形成了医疗体制的金字塔结构的过程。

---

① 数据整理自 "2009 年法国阿特拉斯医学人口统计表".

② 赵斌, 李蔚. 社会医疗保险背景下的分级诊疗制度国际借鉴及中国困境 [J]. 中国医疗保险, 2017 (5): 14-19.

③ 法国卫生组织和体系—— (GIP) SANTé ET Protection Sociale Internationale [EB/OL]. [2013-12-05]. https://www.docin.com/p-735757900.html.

以 1945 年法国建立全面覆盖的社会医疗保险制度、推行人人可及的初级医疗服务①为标志，可以将法国初级医疗体制的改革大致分为三个阶段：1945—1998 年，建立普遍医疗保险制度，保障初级医疗服务人人可及；1998—2004 年，进行建立初级医疗"守门人"制度的第一阶段改革；2004 年至今，进行建立初级医疗"守门人"制度的第二阶段改革。

法国初级医疗体制改革的第一个阶段是从 20 世纪 50 年代第二次世界大战结束后到 20 世纪末。这一阶段初级医疗体制的发展与法国普遍医疗保险制度的建立密不可分。法国是医疗保险制度较早萌芽和发展的国家之一，19 世纪末至 20 世纪初，法国政府就制定了针对工商界领薪酬人员伤残保险的规定，1928 年和 1930 年的《社会保障法》进一步确定了工商界领薪酬人员享有医疗保险的权利。1945 年第二次世界大战之后，欧洲多国为了发展国家生产力，保障全国劳动力的再生产，按照 WHO 倡导构建分工合理、层级分明的分级医疗体系，初步建立了三级医疗体系②，初级医疗作为分级医疗体系的第一级此时已有萌芽和发展，同时，法国逐步推进初级医疗保健人人可及，以公平性和可及性作为建立医疗体制的核心理念，通过建立普遍医疗保险制度，保证了初级医疗服务全民可及（universal coverage）的实现③④。但是，由于法国从 20 世纪初到 21 世纪初对医疗体制的设计都未针对初级医疗服务的提供进行引导或规制，导致医生以"自由行医"作为基本原则，其核心理念之一就是患者和医务人员的双向"自由选择权"，从而形成了长期以来全科诊所、专科诊所、医院共同提供门诊服务，对社区居民同时开放首诊诊治常见病的现状，未能建立良好的医疗体制金字塔结构，未能形成"全科下沉、专科上升"的医疗资源配置，国家对开支巨大的高等级医院（如公立医院）的政策倾斜造成医疗费用难以控制，医疗资源向顶部富集，未能建立良好的居民、医疗服务提供机构、社会保险三方的激励约束机制，造成法国医疗费用激增，从 20 世纪 80 年代开

①　Olivier N，Béjean S，Daniel B，et al. Achieving universal health coverage in France：policy reforms and the challenge of inequalities［J］. The Lancet，2016（2）：1-3.

②　WHO. Integrated health services：What and why？［EB/OL］.［2015-02-25］. http://www. who. int/health systems/technical-brieLfinal. pd.

③　法国卫生组织和体系——（GIP）SANTé ET Protection Sociale Internationale［EB/OL］.［2013-12-05］. https：//www. docin. com/p-735757900. html.

④　Olivier N，Béjean S，Daniel B，et al. Achieving universal health coverage in France：policy reforms and the challenge of inequalities［J］. The Lancet，2016（2）：1-3.

始多次出现医疗保险赤字①。提高医疗资源配置效率、实现医保控费成为法国亟待解决的重大问题。

法国医疗体制改革的第二阶段是从 1998 年到 2004 年，法国初次尝试建立全科医生"守门人"制度。早在 20 世纪 80 年代，法国就开始讨论引入"守门人"制度的可行性。1998 年，法国开始尝试建立全科医生"守门人"制度，借鉴英国初级医疗体制经验，包括以按人头付费的制度激励全科医生提供初级医疗服务等，同时试行自愿参加的转诊计划，鼓励居民选择全科医生进行首诊（英国以法令强制居民在全科诊所进行首诊），但是，法国以自由行医为原则，长期秉承患者与医务人员的双向"自由选择权"的传统理念，以普遍医疗保险制度为初级医疗体制运行基础，自由执业的医务人员不愿接受政府过多干预而只是主要接受社会保险机构对医疗行为的引导和调控②（对比英国以税收为筹资来源，对初级医疗服务进行采购、几乎免费向居民按需提供初级医疗服务，因此政府对初级医疗体制建设发挥较强引导作用、政府主导的政策通过法令规章进行保障、强制执行），这些情况令改革举步维艰，最终流产。20 世纪末，由专业医务人员自治组织与社会医疗保险基金签订协议，试行转诊医生（referring doctor）计划。计划提出，全科医生自愿参加，并邀请病人与其自愿签订合同，患者承诺患病时到全科医生处进行首诊（急诊和部分特定医疗服务如眼科、产科等除外），政府购买全科医生提供的初级医疗服务，采用每年按签约居民人头数预付款项给全科诊所结合其他支付方式进行支付。同时，计划还向全科医生提出需遵守约定的服务价格、由社会医疗保险付费、保存和管理患者档案、参与公共预防保健计划、遵循临床服务指南、按照社会医疗保险目录开具药品等要求。但是，这一计划被大多数医师协会抵制，患者也不积极响应，最终只有 10％的全科医生和 1％的患者参加，参加者主要为老年人和慢性病患者③。

法国初级医疗体制改革的第三阶段是以 2004 年法国实行新的《健康保险法》（Health Insurance Act）为标志开始的。2004 年，法国新的《健康保险法》废止了之前的转诊医生计划，引入了新的"守门人"制度，称为优选医生

① Eric T. 法国：医疗是赤字负担，还是经济杠杆？[EB/OL]. [2014−07−29]. http://www.cn−healthcare.com/article/20140729/content−459005.html.

② 法国卫生组织和体系——（GIP）SANTé ET Protection Sociale Internationale [EB/OL]. [2013−12−05]. https://www.docin.com/p−735757900.html.

③ Dourgnon P, Naiditch M. The preferred doctor scheme: a political reading of a French experiment of gate-keeping [J]. Health Policy, 2010, 94（2）: 129.

计划（Preferred Doctor Scheme），鼓励社区居民签约全科医生作为其社区医生，并配套相应的社保政策以调节居民行为。优选医生计划中，每个 16 岁以上的参保人需选择一名医生作为首诊医生，即优选医生。其中，妇科、产科、眼科、精神科和神经科医生服务可不经转诊，直接就诊。优选医生计划为引导参保人和医务人员双方的行为制定了一系列措施，用保险法条款引导参保人选择全科医生作为社区医生，引导更多的优秀医务人员流向社区基层执业，并激励全科医生提供更优质的医疗服务以获得更多的保险经费。对于患者，如果未经其优选全科医生转诊直接获得专科服务或去另一名全科医生处就诊，社会医疗保险报销待遇将从 70％ 下降到 30％，特定医生的医疗服务可额外加收 17.8％～19.1％ 的费用，且医保不予补偿。同时，法国所有自愿医疗保险都不得报销未经转诊就医产生的额外费用，否则将征收附加税；对遵循基层首诊的患者，自愿医疗保险需要与基本医保配合实现全科医生和专科医生诊疗费 100％ 报销，政策范围内用药和检查 95％ 报销，且必须涵盖两种重要的预防服务。对于医生，若患者不签约注册指定其为优选医生，则无法获得 40 欧元/（人·年）的建立和管理医疗档案的费用。这是通过按人头付费的政策鼓励全科医生与居民建立稳定的全科保健关系，并激励全科医生提高服务质量以留住签约居民。[1]

第三阶段针对建立全科医生首诊制度的医疗体制改革较成功，尽管仍有少数居民选择专科医生诊所作为首诊机构，但这一比例在不断下降。2007 年，81％ 的法国居民签约了优选医生，其中 99％ 为全科医生。2009 年，约 85％ 的法国居民签约了全科医生。[2][3]

5.2.3　法国初级医疗体制的功能定位

法国医疗体制的基本目标是以健康为每个公民的社会权利作为基本出发点[4]，确定政府应该充分干预，使基层医疗服务包括所有的初级医疗服务应当全民可及。因此，法国初级医疗体制的功能定位是实现全民可及和保障服务质

① Dourgnon P, Naiditch M. The preferred doctor scheme: a political reading of a French experiment of gate-keeping [J]. Health Policy, 2010, 94 (2): 129.

② 赵斌, 李蔚. 社会医疗保险背景下的分级诊疗制度国际借鉴及中国困境 [J]. 中国医疗保险, 2017 (5): 14-19.

③ 法国卫生组织和体系——（GIP）SANTé ET Protection Sociale Internationale [EB/OL]. [2013-12-05]. https://www.docin.com/p-735757900.html.

④ Olivier N, Béjean S, Daniel B, et al. Achieving universal health coverage in France: policy reforms and the challenge of inequalities [J]. The Lancet, 2016 (2): 1-3.

量,提供全民公平可及、服务优质的初级医疗服务。

但是,法国初级医疗体制并不像英国一样认为初级医疗服务应由政府来承担筹资和支付责任,而应主要遵从受益原则(等价原则)①和量能原则,社会、个人、政府都应承担筹资责任。其中,社会和个人按照等价原则应承担主要的筹资责任,进行责任分摊(马斯格雷夫的税收收益原则中的一般收益原则指每个纳税人缴纳的税收应当与他对政府提供公共产品和服务的需求一致)。

法国著名学者 Bruno Palier 提出,任何医疗体系都必须在四个相互矛盾的目标之间进行选择和取舍。这四个目标分别是确保系统的经济可持续性、服务的平等可及性、服务的质量以及医生和病人的自主权和满意度。他认为,法国医疗体系在前三个方面都令人满意,而自由市场体系在后两个目标上有优势,社会保险体系的利弊则介于两者之间。②

5.2.4 法国初级医疗体制的载体、组织形式、空间布局和作用机制

5.2.4.1 初级诊疗服务体制的载体、组织形式、空间布局和作用机制

1. 初级诊疗服务体制的载体和全科医生培养

(1)载体。

与英国类似,法国的初级医疗服务机构主要是开业诊所,且几乎全是私人性质的③;另有少量提供门诊服务的私立医院。

(2)全科医生培养。

法国有系统、标准化的全科医生培养模式,以确保全科医生的业务能力和执业素养。法国全科医生需通过 2 年的医学基础教育、4 年的医学临床教育和 2~2.5 年的全科医生培训,这些培训均通过高等医学教育实现,考核合格后才能取得全科医生资格。同时,法国还通过在职医学培训不断强化和提升全科医生的业务素质。自 2002 年起,法国所有医生包括全科医生必须接受在职医学培训(CPD),以保持专业技能、学习新技术、更新专业知识。此外,相关管理部门还会对所有医生包括全科医生进行每 5 年一次的评估,以确定其是否

---

① Olivier N, Béjean S, Daniel B, et al. Achieving universal health coverage in France: policy reforms and the challenge of inequalities [J]. The Lancet, 2016 (2): 1-3.

② 顾昕. 国际卫生保健体制之综观:比较与借鉴——美国、英国、荷兰、墨西哥 [J]. 当代医学杂志, 2007 (2): 34-47.

③ 王海银,金春林,彭颖. 欧美等 9 国医疗服务系统特征、支付机制及对我国的启示 [J]. 卫生软科学, 2016, 30 (4): 213-214.

具有从医资格①②。

2. 初级诊疗服务体制的空间布局

法国初级医疗体制覆盖全体国民、空间分布密度高、地理位置深入社区，相比其他次级医疗体制，医疗机构数量最大、配置的医务人员等要素最多，整体上实现了以初级医疗体制为重心的医疗体制金字塔结构。

从分级比重来看，目前法国的初级医疗服务覆盖全体国民，每一位法国居民都能通过政府强制购买社会保险、补贴购买互助金以及社会救助等享受最低程度的医疗服务③。2009 年，法国服务于初级医疗层级的医生约 11.4 万，占法国医生总数的 53%，超过二级和三级医疗机构配置的医务人员数量总和。初级医疗体制的医疗机构约 19000 个④；二级医疗体制的医疗机构主要是地区医院和中心医院，共 1029 所公立医院；三级医疗体制的医疗机构主要是教学医院集团，共 29 所⑤⑥。在法国医疗体制中，初级医疗体制设置的医疗机构数量最大。

从空间密度来看，平均每千名居民对应的初级医疗机构数量最多。在医务人员分布密度方面，平均每千名居民拥有的初级医疗服务人员最多。

由于法国的自由行医原则，政府过去对开业医生选择行医地点不会进行调节和干预，法国初级医疗机构的分布均匀度比英国偏低。近年来，在政府有计划的引导下，法国医疗机构在全国居民中的分布趋于均匀。法国政府通过区域卫生规划（SROS）等一系列措施对法国初级医疗服务机构尤其是开业诊所地理分布不均的情况进行引导和调节⑦，例如，对在医务人员配备稀少的区域就业的自由执业医务人员，包括开业医生和护士，给予一些补贴措施，而在医务人员过量配备的区域实行暂停签署保险合同等措施，以引导医务人员的空间分

① 姚军生，刘刚，陈虹，等. 国外全科医生培养概况及其对我国全科医学教育的启示 [J]. 中华医学教育杂志，2014，34（3）：474-477.

② 韩洪讯. 解读欧美全科医生 [J]. 中国医药指南，2007（7）：20-23.

③ Olivier N，Béjean S，Daniel B，et al. Achieving universal health coverage in France：policy reforms and the challenge of inequalities [J]. The Lancet，2016（2）：1-3.

④ 姚军生，刘刚，陈虹，等. 国外全科医生培养概况及其对我国全科医学教育的启示 [J]. 中华医学教育杂志，2014，34（3）：474-477.

⑤ 聂春雷，姚建红，冯光，等. 法国的卫生服务和医疗保险体系 [J]. 中国卫生经济，2005，24（5）：67-68.

⑥ 赵斌，李蔚. 社会医疗保险背景下的分级诊疗制度国际借鉴及中国困境 [J]. 中国医疗保险，2017（5）：14-19.

⑦ 法国卫生组织和体系——（GIP）SANTé ET Protection Sociale Internationale [EB/OL]. [2013-12-05]. https://www.docin.com/p-735757900.html.

布和人群分布更加均匀，从而更好地实现初级医疗服务人人可及的目标①。

综上，法国初级医疗体制的分级比重最大，服务机构、医务人员等医疗资源配置的空间密度最高，但是空间分布包括地理分布、人群分布的均匀度还稍有欠缺。

3. 初级诊疗服务体制的作用机制

（1）首诊和转诊。

法国实行开业诊所首诊制度，转诊一般也需要通过全科医生。2009 年以后，法国公立医院撤销了门诊部，不再提供门诊医疗服务，开业诊所（大部分为全科医生诊所）要承担几乎全部初级医疗服务。此外，还有部分私立医院通过与居民的医保签约，为其提供定点门诊服务。

与英国从法律上强制全体居民需在全科医生处进行首诊存在差别，法国并未通过法律强制规定居民，而是通过"医生优选计划"等一系列政策，以及加大社保报销比例差别，鼓励居民尽量选择全科医生诊所作为首诊机构，如有需要，再通过"优选医生"向上级医疗机构转诊。

（2）建立居民、医疗服务者、社保基金三方参与的初级医疗服务机制。

法国医疗费用配置权由社保机构掌握，社保机构在一定程度上承担居民购买医疗服务的代理人作用。

疾病基金类似于一种垄断组织，它将患者组织成医疗购买权的垄断者。组织化患者的出现，彻底改变了过去面对分散化患者时医生单方面拥有的垄断地位。当医疗市场的供求双方由组织化患者和组织化医生充当时，医患关系的平等基础就形成了。②

法国是最早创建医疗保险制度的国家之一。法国建立了居民、医疗服务提供者、社保基金三方参与，政府进行调控、规制的医疗保险制度，其主要由雇主和工人按社会贡献缴纳保费进行筹资，由工人组织和雇主组织共同管理，由政府进行调控，这样的社会保险模式称为法国模式③。政府构建医患两大结构性主体，并使之平等竞争是这一模式的关键。

---

① 法国卫生组织和体系——（GIP）SANTé ET Protection Sociale Internationale ［EB/OL］. ［2013－12－05］. https://www.docin.com/p－735757900.html.

② 陈永正，李珊珊，黄滢. 中国医改的几个理论问题 ［J］. 财经科学，2018（1）：76－88.

③ Olivier N，Béjean S，Daniel B，et al. Achieving universal health coverage in France：policy reforms and the challenge of inequalities ［J］. The Lancet，2016（2）：1－3.

（3）区域卫生规划对初级医疗资源分布的可及性和公平性进行调节。

自 1991 年以来，法国政府每五年以法令形式颁布一次区域卫生规划（SROS）①，对全国的医疗资源布局起最高层级的指令性作用，目标是对医疗资源进行整合，提高资源配置效率，减少浪费，防止重复配置。法国政府制定的区域卫生规划，既对一个地区医疗机构的设置及资源配置的标准和数量提出严格的要求，又根据地区间以及公立、私立医院间在医疗资源以及需求方面的差异提出不同的要求②。区域卫生规划对初级医疗层级的医疗机构设置、管理规范和医务人员配置进行规划，引导法国初级医疗服务更加具有普遍可及性和区域间、人群间的公平性③。

5.2.4.2　基层药品供应保障体制的作用机制

法国在初级医疗层级实行医药分业的药品管理制度，开业全科医生只负责开药方，售药处是独立于开业诊所的药店。

由于法国的社会医疗保险覆盖率达到 99.9％④，药品生产企业为了保证销量，在药品上市后都会申请将其纳入社会医疗保险报销目录。法国市场上约有95％的处方药都列入法国国家社会医疗保险报销目录，在报销目录外的药品几乎没有市场。法国市场销售的处方药有 6000 多种（含不同药品生产企业的不同剂型和品种），纳入报销目录内药品全部由政府定价，实行一厂一定价⑤。在法国，药品获准上市后申请纳入社会医疗保险报销目录以及制定报销比例和价格是同步的。首先，由隶属于法国卫生评估机构的透明委员会对申请加入社会医疗保险报销目录的药品进行应用价值评价和经济价值评价，透明委员会由卫生机构人员、医学专家、药学专家、法国工业协会代表等组成。然后，卫生评估机构根据药品应用价值评价结果决定是否给予报销以及报销比例，根据经济价值评价结果提出价格建议⑥。最后，卫生服务产品经济委员会根据药品的评价结果和价格建议，与药品生产企业进行谈判，以协议的形式确定药品的零

① 谢斌. 法国区域卫生规划模式 [J]. 中国医院院长，2011 (6)：53.

② 聂春雷，姚建红，冯光，等. 法国的卫生服务和医疗保险体系 [J]. 中国卫生经济，2005，24 (5)：67—68.

③ 数据整理自"2009 年法国阿特拉斯医学人口统计表".

④ 荆涛，朱庆祥，赵洁，等. 论社会医疗保险和商业健康保险的有效衔接——以荷兰、法国、爱尔兰、澳大利亚的做法为例 [J]. 中国医疗保险，2012 (4)：64—67.

⑤ 陈祥君，叶露. 法国药品管理体制及其对中国的借鉴 [J]. 中国卫生资源，2010 (5)：148—150.

⑥ 陈祥君，叶露. 法国药品管理体制及其对中国的借鉴 [J]. 中国卫生资源，2010 (5)：148—150.

售价格和报销比例。协议期限一般为 4 年，在政府与药品生产企业的价格协议达成之前，药品不能上市销售。①

5.2.4.3　基层医疗保障体制的作用机制

法国建立了全民覆盖、多层次的基层医疗保障体制。从狭义的医疗保障体制内涵来看，法国的基层医疗保障体制主要包括医疗保险体制和社会救助体制。

法国的社会健康保险体制经历了以社会救助为主到以医疗保险为主的演变。1930 年，《社会保障法》的出台使社会医疗保险成为法国主要的社会福利手段之一。1945 年后，法国政府认为，随着医疗保险范围的扩大，所有人都应被纳入医疗保障体系之中②，社会救助变为医疗保障中的补充手段。如今，医疗保险在法国基层医疗保障体制中占主体性地位。

（1）医疗保险体制。

法国的医疗保险体制主要包括两个部分：社会医疗保险和补充医疗保险。

①社会医疗保险（又称"基本医疗保险"）。法国基本医疗保险是普惠制，采取强制形式，全体公民必须参加，它是法国基层医疗保障体制的基础③。法国基本医疗保险采取"政府决策、民间运作、垂直管理"的模式。法国医疗保险决策由中央政府提交议会批准，法令通过后颁布实施。中央和地方保险机构作为政府的受托人，按照与政府签订的协议具体实施政策规定，经办社会保险业务。基本医疗保险征收的资金进入国家设立的基金征收和管理机构进行管理，实行基金"收支两条线"。

法国社会医疗保险覆盖 99.9% 的公民④，这种全民覆盖的基本医疗保险体制，有力保障了每一位公民都能获得基本所需的医疗服务，包括几乎全部的初级医疗服务。

②补充医疗保险。补充医疗保险由公共基金和私人医疗保险两部分组成，

---

① 顾海. 国外药品采购谈判实践及启示 [J]. 中国医疗保险，2011 (9)：68.

② Palier B. Ambiguous agreement，cumulative change：French social policy in the 1990s [M] // Streeck W，Thelen K. Beyond continuity，institutional change in advanced political economics. Oxford：Oxford University Press，2005：127—144.

③ 李姿姿. 法国社会保障制度改革及其启示 [J]. 经济社会体制比较（双月刊），2010 (2)：108—110.

④ 荆涛，朱庆祥，赵洁，等. 论社会医疗保险和商业健康保险的有效衔接——以荷兰、法国、爱尔兰、澳大利亚的做法为例 [J]. 中国医疗保险，2012 (4)：64—67.

目的是为国民提供更高层次的保障。①

公共基金。法国政府通过公共基金，覆盖更广泛的人群，达到更高层次的医疗保障。2000 年，法国通过的 CUM 法案，除为所有合法居民提供基本医疗保险，还承认公立补充医疗基金的合法性，为买不起私人医疗保险的公民提供补充医疗保险，即对月收入低于 562 欧元的人提供免费补充医疗保险②，从而扩大了医疗保险对社会群体的普遍可及性和更高的保障率。CUM 法案实施后，仍有 6％的公民没有补充医疗保险，这部分人的收入在补充医疗保险实施标准的收入线以上，但没有达到可以支付私人医疗保险的水平，法国政府利用财政经费对这部分经济困难人员进行了资助。

私人医疗保险。私人医疗保险由公民自愿购买，主要保障社会保险共保比例中患者自负的部分，以及某些药品的社会保险赔偿额低于市场价格的差价部分。

从法国报销的医疗费用来看，基本医疗保险约占 75％，补充医疗保险占 12％左右，个人自付比例约为 13％。③

（2）社会救助体制。

社会救助的主要资金来源是财政经费。法国建立了全民覆盖、多层次的基层医疗保障体制，医疗救助在其中所占比例相对较小，主要起补充作用。

综上所述，法国通过建立以基本医疗保险为主、补充医疗保险并存的多层次医疗保险体制，辅以社会救助体制，构建了全民覆盖、多层次的基层医疗保障体制，核心目的是保证每一位法国公民都能获得基本的医疗服务。

5.2.5　法国初级医疗体制的作用结果

法国初级医疗体制空间形式呈不完全的金字塔结构，主要表现在以下三点：

第一，医疗资源配置呈金字塔结构。法国的分级医疗体制中医疗资源配置呈由下向上逐级减少的金字塔结构，以初级医疗体制为重心。从各层级医疗机构、医生资源配置来看，初级医疗体制中医疗机构和医务人员数量最大，单位

---

① 荆涛，朱庆祥，赵洁，等. 论社会医疗保险和商业健康保险的有效衔接——以荷兰、法国、爱尔兰、澳大利亚的做法为例 [J]. 中国医疗保险，2012（4）：64—67.

② 荆涛，朱庆祥，赵洁，等. 论社会医疗保险和商业健康保险的有效衔接——以荷兰、法国、爱尔兰、澳大利亚的做法为例 [J]. 中国医疗保险，2012（4）：64—67.

③ 荆涛，朱庆祥，赵洁，等. 论社会医疗保险和商业健康保险的有效衔接——以荷兰、法国、爱尔兰、澳大利亚的做法为例 [J]. 中国医疗保险，2012（4）：64—67.

数量人群配置密度最高,第二、第三层级医疗资源配置数量和密度逐级降低。法国初级医疗机构空间分布密度高,地理位置深入社区,相较于其他次级医疗体制,医疗资源配置密集,形成以初级医疗体制为重心的医疗体制金字塔结构。

第二,未形成完全的"全科下沉、专科上升"的医疗资源配置结构。从20世纪初到21世纪初,法国医疗体制未对提供初级医疗服务进行引导或规制,医生以"自由行医"作为基本原则,其核心理念之一就是患者和医务人员的双向"自由选择权",长期以来,由全科诊所、专科诊所、医院共同提供门诊服务,其都能对社区居民进行首诊并诊治常见病。在法国,除允许提供首诊服务的私人开业诊所提供初级医疗服务,还有部分专科医生可以提供初级医疗服务。虽然有法律规定限制开业专科医生为居民办理转诊,但仍有少数居民选择专科诊所作为首诊机构。因此,法国并未完全形成"全科下沉、专科上升"的医疗资源配置结构。

第三,初级医疗资源空间分布均匀度较低。法国的开业医生可以自由选择行医地点,政府未引导开业诊所尽量实现地区间、人群间的均匀分布,导致法国初级医疗服务机构、医疗资源分布不均。虽然法国政府通过区域卫生规划(SROS)等一系列措施对初级医疗服务机构尤其是开业诊所的地理分布不均进行了引导和调节[①],但法国初级医疗服务资源的空间分布均匀度仍然不足。

---

① 法国卫生组织和体系——(GIP) SANTé ET Protection Sociale Internationale [EB/OL]. [2013-12-05]. https://www.docin.com/p-735757900.html.

第6章 发达国家初级医疗体制总体趋势、经验和启示

6.1 发达国家初级医疗体制的总体趋势

实践是获得认识的基础,实践是检验真理的唯一标准。从发达国家初级医疗体制的发展历史来看,尽管过程曲折,但总体上存在不同程度的向金字塔结构趋近的趋势。

从英国医疗体制的发展来看,1948 年,英国建立国民卫生保健制度,将全科医生与专科医生的服务领域划分制度化,逐步取消由医院提供门诊服务,确立了全科医生初级医疗服务主要提供者的地位,初步建立"全科下沉、专科上升"的分级医疗体制。1991 年,英国政府改革发展全科医生基金持有计划,赋予全科医生代理病人选择转诊医院的权力,使其成为由制度保障的医疗体制"守门人"。2002 年,英国成立初级卫生保健信托机构(PCTs),将国家医疗服务预算 3/4 的资金直接分配给 PCTs,PCTs 与全科医生合作作为居民的代理人向医院购买医疗服务。2012 年,英国成立由全科医生自我管理运行的 211个全科医生联盟(CCGs)取代 PCTs,CCGs 掌握 60% 以上的 NHS 预算,负责代理居民向医疗服务提供者购买医疗服务。英国的分级医疗体制全面完成了医疗费用、医务人员配置均以初级医疗为重心,全科医疗资源全面下沉至初级医疗层级,以及专科医疗资源全面上升至次级医疗层级的金字塔结构。这种以初级医疗体制为重心和核心的呈现金字塔结构的分级医疗模式常被学者称为"英国模式"。

从法国医疗体制的发展来看,其也是逐步趋向建成分级医疗体制。第二次世界大战后几十年的繁荣时期,法国、德国这样的社会医疗保险体制国家,法

定医疗保险体系的发展非常迅速，医疗服务范围迅速延伸①。然而，医疗服务的扩张，同时产生了"被各种无效率的医疗服务供给充斥"②的医疗体系。随着医疗费用不断膨胀，法国政府渐渐感受到其对经济发展和财政支出带来的巨大压力，建立一个医疗资源配置更加优化、更好实现控费目标的医疗体制迫在眉睫。法国政府决定对医疗体制进行改革，其代表性举措就是提高初级医疗体制的地位，建立全科医生"守门人"制度，以更好地实现医疗控费。从 1945 年开始建立全民社会医疗保险制度、推行人人可及的初级医疗服务③至今，法国初级医疗体制的发展可分为三个阶段：1945—1998 年，建立普遍医疗保险制度，保障初级医疗服务人人可及；1998—2004 年，由法国政府主导，尝试建立全科医生"守门人"制度的第一阶段改革；2004 年至今，建立全科医生"守门人"制度的第二阶段改革。期间，法国政府采取多项意义深远的措施，包括：第一，实施优选医生计划，鼓励社区居民签约全科医生作为其社区医生，并配套相应的社保政策，使全国居民与全科医生的签约率上升至 85%；第二，从 2009 年开始，取消公立医院门诊，将门诊服务交给初级医疗机构；第三，从 1991 年开始，每五年以法令形式颁布一次区域卫生规划，对全国分级医疗体制的构建发挥最高层级的计划性指令作用，以计划性指令打破法国"自由行医"传统，从国家层面对初级医疗服务的提供进行引导和规划，对初级医疗资源包括全科诊所、医务设施的空间分布进行干预，使其配置更均匀、可及。与英国的医疗体制在设计之初就以初级医疗体制为重心，通过法律形式强制居民在全科诊所进行首诊不同，法国政府通过社保政策、计划性指令等种种制度的探索和构建，逐步实现了分级医疗体制的金字塔结构，初级医疗服务从由全科医生和专科医生共同提供逐步转变为由全科医生作为主要提供者。

综上所述，发达国家医疗体制的发展表现出向分级医疗体制的金字塔结构趋近的总体趋势，其受到医疗资源配置的金字塔结构的影响，自然呈现这种状态。当各国制度实践偏离或违背金字塔结构时，就会产生不利影响，譬如医疗费用的膨胀、效率的损失、公平程度的下降。因此，通过不断的实践，总结经

---

① 托马斯·格林格尔. 德国医疗改革的范式转变及其影响 [J]. 苏健，译. 海外学术之窗，2011：22—24. 原载于 Health Care Reform in Cennany [J]. German Policy Studies，2010 (1).

② 托马斯·格林格尔. 德国医疗改革的范式转变及其影响 [J]. 苏健，译. 海外学术之窗，2011：22—24. 原载于 Health Care Reform in Cennany [J]. German Policy Studies，2010 (1).

③ Olivier N，Béjean S，Daniel B，et al. Achieving universal health coverage in France：policy reforms and the challenge of inequalities [J]. The Lancet，2016 (2)：1—3.

验教训得出，"任何国家的医疗卫生体制都应转为以基础保健为主"[①] 是医疗体制供给的合理状态，并适用于全世界。

6.2　发达国家初级医疗体制的经验和启示

6.2.1　建立市场主导的初级医疗体制，分离医疗服务购买者和提供者，构建竞争性供给主体结构

尽管采用不同的医疗卫生制度，但英国和法国的初级医疗体制实践存在一个共通点：初级医疗服务都是高度市场化的，无论是采用社会健康保险体制的法国，还是采用国家医疗保障体制、实行公费医疗的英国，其初级医疗体制都是以市场为主导的，具有高度竞争性。

建立市场主导的初级医疗体制的核心，其一是构建具有竞争性的初级医疗服务供给主体结构[②]，其二是分离初级医疗服务的购买者和提供者[③]。其首要目标就是优化医疗资源配置效率，降低医疗费用，提升医疗服务质量。

英国、法国等国家政府通过制度引导和保障，构建具有竞争性的初级医疗服务供给主体结构。首先积极引导和鼓励私人医疗机构，主要是私人开业诊所成为初级医疗服务的供给主体，然后通过制度设计赋予初级医疗服务的需求主体居民对服务提供者的自由选择权。私人开业诊所以营利为目标，为了取得市场竞争优势，获得更多收益，必须提高医疗服务质量、降低医疗成本，因此，构建具有竞争性的初级医疗服务供给主体结构实现了医疗资源的优化配置。事实上，无论是发达国家还是发展中国家，针对所有医疗服务提供者包括初级医疗服务提供者，医疗体制改革的大方向就是将其引入竞争、引入市场[④]。

英国、法国等国家初级医疗服务的购买者和提供者是分离的。法国主要由社会保险基金筹集医疗经费，但社会保险基金及相关的政府管理机构本身并不设立初级医疗机构。主要实行税收筹集经费、公费医疗的英国，政府也不扮演初级医疗服务主要提供者的角色，基本不直接运用财政资金设立初级医疗服务

---

① Green S，Leopando Z，Clearihan L．The trend of hospitalization insurance [J]．WONCA Asia Pacific Journal of Family Medicine，1995（6）：8－11.

② 陈永正，李珊珊，黄滢．中国医改的几个理论问题 [J]．财经科学，2018（1）：76－88.

③ 顾昕．全球性医疗体制改革的大趋势 [J]．中国社会科学，2005（6）：121－128.

④ McPake B，Charles N，Lilani K．Health economics：an international perspective [M]．London：Routledge，2008.

机构，而是积极保障私营初级医疗机构的竞争性市场环境，通过财政预算向私人开业诊所采购初级医疗服务，并提供给全体居民。筹资者将购买医疗服务的合同外包给医疗服务购买者，而医疗服务提供者必须在购买者处产生竞争，以确定服务合同。在这一体制下，全科医生竞争压力增大，变成高度自主的实体，开始以各种方式提高自身竞争力，有了提升医疗服务质量和节省医疗费用的动力[1]，从而实现了医疗资源的优化配置。这一点是和我国大量由政府出资开设初级医疗机构的制度设计迥然不同的。

顾昕[2]指出了福利制度国家若医疗服务购买者与提供者不分离，政府同时充当医疗服务的购买者和提供者的重大弊病。公费医疗体系实际上是一个庞大的等级化体系。在这样的体系中，固然没有交易成本，但却产生了大量官僚成本。因此，即使是采取公费医疗主导初级医疗体制的国家，也要将医疗服务的购买者与提供者分离，并对两者进行一定的制约，才能实现医疗资源的优化配置，提高初级医疗服务效率。

事实上，发达国家的初级医疗服务都是高度市场化的，即使英国的公费医疗制度也不例外[3]。英国和法国在实践中都实行以市场为主导的初级医疗体制，将医疗服务的购买者和提供者分离，同时引导构建具有竞争性的初级医疗服务供给主体结构，这对于我国初级医疗体制的改革具有重要启示。

6.2.2 构建初级医疗服务供需双方的平等主体地位

从英国、法国的初级医疗体制实践来看，政府的一个重要作用是推动构建医疗服务供需双方的平等主体地位，使医患两大结构性主体平等竞争，以保障初级医疗服务需求者的利益，提高医疗服务质量，实现医疗控费。

由于医疗行业的信息不对称、垄断等问题，初级医疗服务需求方居民和服务供给方执业医师协会或医师集团之间地位不对等，医疗服务需求者无法完全获得医疗市场信息，引发"供给诱导需求"等问题，从而出现初级医疗服务体系的医疗费用以及个人的医疗费用支出不断增加，医疗资源配置发生效率损失。英国通过赋予由全科医生组成的掌握大部分医疗费用配置权的CCGs为居民购买初级医疗和高等级医疗服务的代理人身份，使居民在初级医疗服务和次级医疗服务谈判中有对等身份，拥有议价权来保障医疗服务质量和实现医疗控

① Karen B，Alan M. Universal coverage and cost control：The United Kingdom national health service [J]. Journal of Health and Human Services Administration，1998，20（4）：423－441.

② 顾昕. 全球性医疗体制改革的大趋势 [J]. 中国社会科学，2005（6）：121－128.

③ 顾昕. 全球性医疗体制改革的大趋势 [J]. 中国社会科学，2005（6）：121－128.

费。法国通过制度引导各类社保机构承担居民购买医疗服务的代理人工作，代表居民与具有垄断性的医师协会进行谈判，从而在初级医疗服务中取得相对平等的谈判地位。

显然，英国政府和法国政府认识到政府的作用不是提供初级医疗服务，而是构建医患两大结构性主体并使之平等竞争，从而让医疗服务在政府提供的制度框架内通过医患双方的平等交易实现，以保障初级医疗服务需求者的利益，提高服务质量，实现医疗控费。

6.2.3　形成医药分业、价格干预的基层药品供应保障体制

英国和法国药品供应保障体制的共同点是，实行医药分业，对进入医保目录或用财政资金采购的药品进行价格干预。英国和法国药品供应保障体制比较如表 6-1 所示。

表 6-1　英国和法国药品供应保障体制比较

国家	医疗体制	是否医药分业（是/否）	定价依据	管理部门	药价管理范围	干预方式
英国	国家医疗保障体制	是	利润控制；趋于以价值为基础的定价方式	卫生健康委员会及下属机构	专利处方药	严格的药品价格管制计划
					非专利处方药	最高限价制度
法国	社会健康保险体制	是	根据药品生产经营成本及医疗效果等因素直接定价	药品经济委员会和药品透明委员会	列入社会医疗保险目录的药品（约占市场流通药品的 95%）	实行政府直接定价

实行医药分业，能切断开业医生和药品生产企业之间的利益联系，防止其开大处方、高价药以及小病大检查而增加不必要的医疗费用，加重个人和社会的医疗费用负担，损害资源配置效率。实行医药分业是目前大多数国家的选择[①]。

英国和法国都对进入医保目录或用财政资金采购的药品进行了不同方式、不同程度的价格干预。这些进入医保目录或用财政资金采购的药品大部分属于基层医疗机构使用药品。英国对以 NHS 预算支付的处方药的价格，采用利润

---

① 杨舒杰，陈晶. 论我国医药分业的必要性及其策略 [J]. 中国医药导报，2008，5（22）：108-109.

水平控制的方式进行严格的管理。法国对列入社会医疗保险目录的药品（占市场流通药品的95％）实行政府直接定价。由于居民和具有垄断性质的药品生产企业在药品市场中具有不平等的谈判地位，为避免资源浪费和效率损失，政府必须采取措施对药品价格进行干预。分散的居民个体作为药品需求者，面对具有垄断性的药品生产企业，处于非常弱势的地位，其议价能力极低，在政府不发挥作用的情况下，药品价格往往由医药企业自行决定，这样形成的药品价格往往远高于其实际价值，大大增加了居民个人、国家财政、社会保险的医疗费用支出，降低了资源配置效率。只有政府对药价进行管制、干预，才能保证优惠的药品采购价格，减少国家医疗费用支出，增加居民用药的可及性，增加居民经济可负担性。

6.2.4 创新初级医疗保障体制，调节医疗服务供需双方行为

各国政府对于初级医疗保障体制进行创新，包括调节医保报销比例、对医疗服务提供者采用按人头付费制度等。对初级医疗服务的供给者和需求者的行为进行调节，引导"全科下沉、专科上升"，使医疗费用流向初级医疗层级，实现初级医疗体制提升国民健康水平、控制医疗费用的目标。

创新初级医疗保障体制，对医疗服务供给者的行为进行调节。英国和法国对初级医疗服务提供者引入新的支付方式——按人头付费。传统的按项目支付是由医生提供医疗服务项目的数量决定收入，医生需要增加医疗服务项目以获得更多收入，这与国家的控费目标是相悖的。按人头付费是按全科医生签约居民数量预付一年的费用，这会对医生行为产生一定的调节作用：激励全科医生积极保障居民身体健康以吸引更多居民签约，减少对次级医疗机构的转诊以减少转诊费用的支出（通常全科医生对病人进行转诊，需要向转诊机构支付一笔费用），控制病人的治疗项目以获得更多的剩余费用。这样的制度创新使全科医生的行为目标与居民、政府的目标一致，即积极提升居民健康水平，控制医疗费用。

创新初级医疗保障体制，对医疗服务需求者的行为进行调节。英国政府通过调节保险报销比例激励居民在全科医生处进行首诊。法国政府对于不在签约全科医生处进行首诊而直接到专科医生或医院进行门诊的参保居民，降低其报销比例或不予报销医疗费用。这样，一方面提升了初级医疗机构的医疗服务利用率，使医疗费用更多地流向初级医疗层级；另一方面引导"全科下沉、专科上升"，促使医疗体制形成金字塔结构。

6.2.5 政府引导建立全科医生"守门人"制度

英国和法国在初级医疗体制实践中都建立了全科医生"守门人"制度，形成以初级医疗体制为重心的医疗体制金字塔结构，使医疗资源配置与社会医疗需求相匹配。英国和法国政府通过完善全科医生培养制度、建立健全首诊和转诊制度、构建全科医生薪酬激励机制等措施，引导全科资源下沉到医疗进程的第一环节和分级医疗的第一层级，承担医疗体系"守门人"的责任，负责绝大部分初级医疗服务，减少国家医疗费用支出，提升初级医疗服务的可及性和公平性。

综上所述，英国、法国构建初级医疗体制的过程中，清晰定位政府和市场的作用范围，建立以市场为主导的初级医疗体制，政府提供相关政策法律并推动医改，分离初级医疗服务的购买者和提供者，构建具有竞争性的初级医疗服务供给主体结构，引导建立初级医疗服务供需双方的平等主体地位，形成医药分业、价格干预的基层药品供应保障体制，完善和创新初级医疗保障体制，调节医疗服务供需双方行为，引导建立全科医生"守门人"制度，使分级医疗体制呈现金字塔结构，与医疗资源配置结构和医疗需求结构相匹配，实现医疗资源的合理配置。这些实践经验对于我国初级医疗体制的改革和完善，具有重要的借鉴意义和启示作用。

第7章 我国初级医疗体制的萌芽、发展、现状和存在的问题

本章对我国初级医疗体制的萌芽、发展和现状进行分析，探讨我国初级医疗体制存在的问题，为我国初级医疗体制改革提供基础和方向。

7.1 我国初级医疗体制的萌芽和发展

在我国经济体制改革和医疗体制改革发展的背景下，我国初级医疗体制的发展可以分为三个阶段：1949—1978 年、1978 年—2005 年、2006 年至今。

（1）第一阶段：1949—1978 年，我国初级医疗体制萌芽，建立了与计划经济相适应的、具有社会福利制度特点的初级医疗体制。以计划经济为基础决定了这一阶段初级医疗体制的计划体制特征，国家按计划配置医疗资源到初级医疗层级，由政府决定资源的分配，包括统一分配医疗费用、医疗人员，统一安排初级医疗机构发展规模、收费标准等，实行公费医疗制度。这一时期的初级医疗保障制度也带有浓厚的计划经济时期的福利制度色彩，包括城市职工的劳保医疗、事业单位的公费医疗，以及覆盖全中国大部分农村的农村合作医疗制度。①② 通过三项医疗保障制度，全国绝大部分人口在发生疾病风险时都可以得到不同程度的保障，从而确保了全国绝大多数居民对初级医疗服务的可及性。另外，这一时期的药品价格也受到政府的严格控制。

这一时期，形成了我国初级医疗体制的雏形。随着第二次世界大战后发达国家在产业革命中社会经济的迅速发展，一方面，一些国家的国民开始对医疗服务的整合和分层提出需求，以获得更优质的医疗服务；另一方面，发达国家

---

① 周毅. 医疗体制改革比较研究 [D]. 杭州：浙江大学，2015.

② 楚廷勇. 中国医疗保障制度发展研究——基于国际比较的视角 [D]. 大连：东北财经大学，2012.

政府认识到保障人民的健康、建立人人可及的初级医疗保健制度是经济持续增长的需要[1]，提升国民健康水平能有力保障劳动力再生产，为国家经济加速发展提供基本条件。这一时期，世界卫生组织（WHO）开始在全球倡导构建分工合理的三级医疗体制，欧美发达国家开始从政府层面主导或引导形成以初级医疗体制为第一层级的分级医疗体制[2][3][4]。在这样的背景下，我国初级医疗体制开始发展。20 世纪 60 年代，我国颁布指导加强基层卫生力量和卫生组织建设的相关文件，构建医疗体系第一级，将初级医疗体制的建设逐步提上议事日程。原卫生部在 1957 年发布《关于加强基层卫生组织领导的指示》，明确提出加强基层卫生力量和卫生组织建设，将基层医疗服务作为制度建设重点内容。这一阶段，初级医疗机构类型不断创新，数量不断增加。初级医疗机构按性质被分为国家举办和群众举办，其中群众举办的初级医疗机构迅速发展，数量甚至超过国家举办的初级医疗机构，成为提供初级医疗服务的重要力量。群众举办的初级医疗机构有以下三种类型：个体开业医生自愿组织起来的联合诊所、乡卫生所，农业生产合作社举办的保健站，个体开业医生、药店坐堂医生和兼务农业的医生。初级医疗机构多种组织形式的诞生，是我国初级医疗体制萌芽的重要标志。

①载体和组织形式。

第一阶段的初级医疗机构，按位置分，设在城市的有街道卫生所、门诊部、联合诊所、妇幼保健院、厂矿保健站等，设在农村的有乡镇卫生所、联合诊所、农业社保健站等。按性质分，主要包括国家举办和群众举办的初级医疗机构。其中，群众举办的初级医疗机构数目最多、力量较大，主要包括个体开业医生自愿组织起来的联合诊所、乡卫生所，农业生产合作社举办的保健站，以及个体开业医生、药店坐堂医生和兼务农业的医生等。[5] 这些群众举办的初级医疗机构一般为集体经济性质。

①　WHO，UNICEF. 阿拉木图宣言 [EB/OL]. (1978−09−12) [2014−07−01]. http://www. who. int/topics/primary_health_care/alma_ata_declaration/zh/.

②　Petchey R. Collings report on general-practice in England in 1950：unrecognized，pioneering piece of British social research [J]. British Medical Journal，1995，311 (6996)：40−42.

③　Olivier N，Béjean S，Daniel B，et al. Achieving universal health coverage in France：policy reforms and the challenge of inequalities [J]. The Lancet，2016 (2)：1−3.

④　托马斯·格林格尔. 德国医疗改革的范式转变及其影响 [J]. 苏健，译. 海外学术之窗，2011：22−24. 原载于 Health Care Reform in Cennany [J]. German Policy Studies，2010 (1).

⑤　原卫生部于 1957 年发布《关于加强基层卫生组织领导的指示》.

被世界卫生组织誉为中国医疗卫生革命法宝①的农村合作医疗和依附于集体经济收益的赤脚医生，在这一时期承担了广大农村地区初级医疗服务的供给。

②作用机制和作用结果。

这一时期，政府对医疗体系进行了相对合理的布局及服务目标定位。按计划配置医疗资源，由政府决定资源的分配，包括统一分配医疗资源，统一安排医疗机构及其发展规模、收费标准等。从社会整体利益出发来规划医疗资源的配置，较大限度地体现了初级医疗服务的公平性、可及性。这一阶段，国家非常注重保障最基本的医疗服务的全民可及，将初级医疗体制置于相对重要的位置，表现为国家在布局上非常注重初级医疗服务机构和农村医疗服务体系的建设。在城市地区，形成以市、区两级医院和街道门诊部组成的三级医疗服务和防疫体系；在农村地区，形成以县医院为龙头，以乡（镇）卫生院为枢纽，以村卫生室为基础的三级医疗预防保健网络②。在以基层医疗为重心，初级医疗机构分布高密度、深入基层的分级医疗体制中，实现了相对较高的医疗资源配置效率。

这一时期，我国经济水平较低，人们的医疗需求处于最基本层次，我国以较低的医疗费用支出实现了最基本医疗服务的全民普遍保障③，并且获得了较好的健康产出：1950—1975年，我国婴儿死亡率从195‰降到41‰，人均预期寿命从40岁提高到65岁④。通过有效的制度安排，我国用占GDP约3%的医疗投入，大体上满足了几乎所有社会成员的基本医疗服务需求，国民健康水平迅速提高，不少国民综合健康指标达到了中等收入国家水平，成绩十分显著，被一些国际机构评价为发展中国家医疗卫生工作的典范⑤。我国独创的农村合作医疗、三级医疗预防保健网络和赤脚医生对实现全民基本医疗服务的覆盖发挥了巨大作用，受到世界卫生组织的高度赞誉⑥。

③存在的问题。

计划经济体制下的初级医疗体制是与特定生产力和生产关系相适应的。在

---

① 叶俊. 我国基本医疗卫生制度的改革研究 [D]. 苏州：苏州大学，2016：41.

② 三级医疗预防保健网络是指村（大队）有卫生点，乡镇（公社）有卫生院，县有医院。这样，在大部分地区，农民可以做到小病不出村，大病不出县。

③ 林皓. 我国医疗体制改革的经济学分析 [D]. 杭州：浙江大学，2007.

④ 朱玲. 政府与农村基本医疗保健保障制度选择 [J]. 中国社会科学，2000（4）：89—99.

⑤ 对中国医疗卫生体制改革的评价与建议 [EB/OL]. [2005−07−29]. https://wenku.baidu.com/view/ffee03db50e2524de5187ef7.html.

⑥ 叶俊. 我国基本医疗卫生制度的改革研究 [D]. 苏州：苏州大学，2016.

生产力相对落后，国内矛盾复杂的计划经济时期，这种由国家承担绝大部分医疗费用的模式不仅保证了国民享受初级医疗保健的基本权利，也体现了社会主义的优越性。但这一阶段的初级医疗体制仍存在以下几个方面的问题：

第一，初级医疗服务受政府管制并依赖财政补贴，以一种强制性普遍免费或低价的模式提供[①]，在国家经济发展水平比较低，医疗服务需求还处于最基本层次的背景下，可以以较低的医疗费用支出保障全国人民普遍获得最基本的、非常有限的初级医疗服务。但是由于免费医疗缺乏控制医疗费用的约束力，使医疗费用增长速度较快，其中不合理的医疗费用占比相当大，到后期，医疗费用膨胀严重，国家和企业已经不堪重负[②]。

第二，计划经济体制下的医疗资源投入和对医务人员的专业技术教育达不到医疗服务体系迅速扩张的要求，致使医疗服务的总体水平较低。

第三，过分严格的政府计划管理，影响医疗机构及医疗人员的积极性和创造性[③]，医务人员缺乏提升医疗服务质量的动力，从而抑制了初级医疗服务质量的提高。

（2）第二阶段：1978—2005 年，从改革开放到 2005 年国务院发展研究中心公布《中国医疗卫生体制改革调查报告》的"旧医改"时期，初步建立了社会主义市场经济过程中的初级医疗体制。计划经济时期形成的国家和企业对初级医疗经费的"统包统揽"，刺激了不合理的医疗消费，造成医疗经费的不断膨胀和巨大浪费，国家财政和企业不堪重负。十四届三中全会明确提出，建立社会主义市场经济体制，就是要使市场在国家宏观调控下对资源配置起基础性作用，在这样的背景下，经济结构改革进入更深层次阶段，国家将国有企业的市场化改革经验引入医疗领域，开始了具有市场化倾向的初级医疗体制改革。20 世纪 80 年代，逐步建立以城镇职工医疗保险和新型农村医疗合作保险为主的社会医疗保险制度，忽略了医疗保障的全覆盖，初级医疗保障面收窄。药品生产流通秩序不规范，药品费用上涨过快。

这一阶段的医疗体制改革市场化倾向明显，从放权让利、扩大医疗机构自主权到有偿服务，初级医疗服务体系从福利性的公费医疗走上了商业化、市场化道路。同时，初级医疗服务供给主体开始多元化发展，私营性质医疗机构开

①　林皓. 我国医疗体制改革的经济学分析［D］. 杭州：浙江大学，2007.

②　楚廷勇. 中国医疗保障制度发展研究——基于国际比较的视角［D］. 大连：东北财经大学，2012.

③　杨骏. 破解医改难题靠政府还是靠市场！［EB/OL］.［2009－09－23］. http://news. xinhuanet. eom/mrdx/2009－09/23/content＿l 2101611. htm.

始进入初级医疗服务供给市场。从改革开放到1993年十四届三中全会召开，计划经济体制逐渐解体，市场经济体制逐步建立，经济高速发展，这是我国医疗体制市场化改革的初始阶段，参照其他领域的改革，政府通过“给政策不给钱”，减少对医疗机构的财政投入和补贴，迫使其走上市场化道路。1979年，钱信忠在全国卫生厅局长会议上提出，运用经济手段对医疗卫生事业进行管理。1985年，《国务院批转卫生部〈关于卫生工作改革若干政策问题的报告〉的通知》提出，“必须进行改革，放宽政策，简政放权，多方集资，开阔发展卫生事业的路子，把卫生工作搞活”。1992年，国务院制定颁布《关于深化医疗体制改革的意见》，卫生部下发文件动员全国医疗卫生系统深入贯彻执行，提出“吃饭靠自己，建设靠国家”的精神，督促医院坚持“以副补主，以工助医”方针，鼓励竞争创收，补贴开支亏损。1993—2006年，医疗体制改革进入深化阶段，开始触及产权改革层面。1994年，国务院颁布《医疗机构管理条例》，首次明确了私立医疗机构具有与公立医疗机构相同的法律地位，并确立了开办私人诊所的条件、开业程序、职业要求等。2000年7月，卫生部、国家中医药管理局、财政部和国家计委印发《关于城镇医疗卫生机构分类管理的实施意见》，标志着国家承认并鼓励私营性质医疗机构开始进入初级医疗服务供给市场，初级医疗服务供给主体在性质上呈现多元化发展。

①载体和组织形式。

第二阶段，初级医疗服务的载体出现了变化。

第一，初级医疗服务供给主体性质呈现多元化发展。公立医院和集体医疗机构仍然是初级医疗服务的主要提供主体，国家从政策制度上允许个体医生开业提供初级医疗服务，引导多元办医模式。1980年8月，卫生部就个体开业行医问题请示国务院，提出我国人口多、底子薄、卫生力量弱，光靠国家办、国家包，是做不下来的，还要靠集体，并且应允许医生个体开业，以补充国家或集体力量的不足。经国务院批准，恢复了允许个体开业行医的政策。1985年，《国务院批转卫生部〈关于卫生工作改革若干政策问题的报告〉的通知》指出，“要鼓励和支持集体经济组织、城镇和街道组织举办医疗卫生设施，鼓励民主党派、群众团体办卫生机构，鼓励离退休医务人员集资办卫生机构”，“允许一部分医务人员离职办卫生机构”，“积极组织和支持经过考核、合乎条件的闲散医务人员（包括民族医、草药医和对医药确有一技之长的人员）和离休、退休、退职医务人员个体开业行医，坐堂看病，办医院，办接生站，开展特别护理，以及检验、放射和卫生保健咨询等服务工作”。在供给上引入社会资本，允许私营医疗机构提供初级医疗服务，是这一时期初级医疗体制改革的重要突破之一。截至 2003 年，在提供医疗服务的所有医疗机构中，公立医院占 96％，社会办医仅占 4％，这说明公立医院对供给医疗服务的垄断局面未被打破，社会和个人办医的力量仍比较薄弱。[①]

第二，在计划经济时期对实现广大农村、城镇基层地区初级医疗服务普遍可及发挥巨大作用的赤脚医生、街道卫生所、保健站开始大量消失，深入广大农村和城镇街道，真正处于基层的初级医疗机构的覆盖广度和分布密度开始大幅削弱。由于计划经济体制下传统的合作医疗制度主要依赖于人民公社集体动员能力，能实现最大范围的筹资，因此，随着人民公社体制的解体，合作医疗制度也大范围地土崩瓦解[②]。一部分原有医疗体系下的赤脚医生退出初级医疗服务体系，一部分转化为新体制下的个体开业医生。2003 年以后，政府启动新型农村合作医疗制度，实行门诊账户和大病统筹的筹资方式，在基层采取"定点诊所"的管理制度，门诊账户的资金只能在定点诊所进行消费，农民看病费用只有在定点诊所消费才能报销，基本实现了一个行政村一个诊所，而原来没有诊所的行政村也聘用了新的乡村医生。然而，一些调研结果表明，部分乡村诊所设立以后，由于医生的诊疗水平和经验不足，仅仅起到了卖药的功能[③]，并没有真正实现初级医疗服务的供给。同时，由于国有企业体制机制僵化，在市场经济中，国有企业经营风险增加，经济效益普遍下滑，甚至倒闭，许多以单位为基础建立起来的诊所、小型医疗机构随之消失[④]，深入城镇、厂矿、单位的这一部分初级医疗机构几乎消失殆尽。

综上所述，第二阶段初级医疗服务的载体和组织形式开始向多元化发展，公立医院和集体医疗机构仍然是初级医疗服务的主要供给载体，随着深入广大农村和城镇街道，真正处于基层的初级医疗机构大量消失，真正能承担广大农村初级医疗服务的供给载体尚未发育成形。

②作用机制和作用结果。

1978—2005 年，初级医疗服务的运作机制表现出如下特点：第一，政府公共财政投入从"既给政策又给钱"向"只给政策不给钱"转型；第二，初级医疗服务体制从公益性转向趋利性；第三，基层药品供应保障体制从统购统销

①　何谦然. 中国公立医院改革历程的公共政策评估［J］. 社会保障，2014（1）：3-13.

②　朱玲. 政府与农村基本医疗保健保障制度选择［J］. 中国社会科学，2000（4）：89-99.

③　王晶，杨小科. 中国农村基层医疗卫生改革的制度选择与发展反思［J］. 东北师大学报，2014（6）：68-72.

④　王晶，杨小科. 中国农村基层医疗卫生改革的制度选择与发展反思［J］. 东北师大学报，2014（6）：68-72.

转为放宽管控；第四，基本医疗保险体制中，职工医保和新型农村合作医疗保险先后建立①。

初级医疗体制从公费医疗转向市场化，在这一过程中，计划经济时期形成的深入农村和城镇街道、处于基层的初级医疗机构大量消失，保障全民基本医疗服务可及性的三级医疗预防保健网络被打破，而新的能深入广大农村和城镇街道、供给初级医疗服务的载体又未能很好发育，因此，这一阶段初级医疗服务的供给在机构设置和分布密度上都存在一定问题，初级医疗资源配置的空间密度开始降低，部分边远地区甚至出现空白，初级医疗服务供给出现了一定程度的缺失。

从经济可负担性来看，在高度市场化转型的过程中，国家对药品和医疗服务费用缺少干预，众多公立初级医疗机构从主要依靠财政补贴向"吃饭靠自己"、自负盈亏转变，纷纷出现亏损，因此，医疗服务价格和药品价格提高。同时，这一时期更注重初级医疗服务的效率，医疗保障范围收窄。据统计，2003年，80%农村人口和45%城镇人口基本无医保②，居民对初级医疗服务的经济可负担性大大降低。

2005年，国务院发展研究中心公布中国医疗体制改革调查报告，对2005年以前的医疗体制改革进行了调研和探讨，其结论为"基本不成功"③。据统计，1997年，全国职工医疗费用达到773.7亿元，比1978年增长了28倍，年递增19%，而同期财政收入只增长了6.6倍④。这一时期，初级医疗体制在整体医疗体制中的分级比重、空间密度都下降，原先深入农村、城镇街道提供初级医疗服务的医疗机构大量消失，人们获得门诊服务需要到费用高昂的医院，配套的初级医疗保障体制可及性下降，特别是在20世纪90年代后期基本处于停滞状态⑤，初级医疗体制地位弱化，医疗资源向大医院等高等级医疗机构不断聚集，使医疗资源配置效率降低。

③存在的问题。

第一，从这一阶段初级医疗服务的供给来看，农村和城市的初级医疗机构

---

① 叶俊. 我国基本医疗卫生制度的改革研究 [D]. 苏州：苏州大学，2016.

② 孙立平. 改革共识基本破裂 [EB/OL]. [2017—02—07]. http://www. china50plus. com/%E6%94%B9%E9%9D%A9%E5%85%B1%E8%AF%86%E5%9F%BA%E6%9C%AC%E7%A0%B4%E8%A3%82/?from=groupmessage.

③ 李炯. 医疗体制改革困境与方向争议综述 [J]. 资料通讯，2006 (11)：26—32.

④ 陈佳贵，王延中. 2007中国社会保障发展报告——转型中的卫生服务与医疗保障 [M]. 北京：社会科学文献出版社，2008.

⑤ 叶俊. 我国基本医疗卫生制度的改革研究 [D]. 苏州：苏州大学，2016.

配置数量不足、分布不均匀，初级医疗服务的可及性和公平程度都比较差。农村、社区初级医疗服务工作薄弱，导致居民大量进入大医院接受门诊检查等初级医疗服务，引发"看病难"的问题，同时，大医院为满足广大居民对治疗常见病和多发病的需求而不断扩张，为之后我国医疗体制形成倒金字塔结构埋下伏笔。

第二，从这一阶段的初级医疗保障来看，从福利制度下的公费医疗转向以城镇职工医疗保险和新型农村医疗合作保险为主的社会医疗保险制度，医疗保障覆盖面窄，80％的农村居民和45％的城镇居民无法享受基本医疗保险，这在一定程度上使初级医疗服务的可及性降低，居民医疗费用支出增加，引发了"看病贵"的问题。

第三，从这一阶段基层药品供应保障来看，政府对药品的管理从统购统销转型为放宽管控，对药品价格的干预力度降低，公立医疗机构为弥补自身亏损，提高药品价格，出现开大处方、大检查等不良行为，削弱了居民对基层药品的经济可负担性，增加了国家医疗费用支出，降低了医疗资源配置效率。

（3）第三阶段：2006 年至今。这一时期的初级医疗体制建设，包括2006—2009 年"旧医改"向"新医改"启动的 4 年过渡期和 2009 年颁布"新医改"方案至今的两个阶段。由于在前一轮医疗卫生体制改革中，"看病难、看病贵""以药养医"和"医保覆盖率低"等问题非常突出，经过 2006—2009年的讨论，2009 年 3 月，《中共中央国务院关于深化医药卫生体制改革的意见》（也称"新医改方案"）正式公布，针对当时我国医药卫生事业发展水平与人民群众健康需求及经济社会协调发展要求不适应的矛盾还比较突出，城乡和区域医疗卫生事业发展不平衡，资源配置不合理，公共卫生和农村、社区医疗卫生工作比较薄弱，医疗保障制度不健全，药品生产流通秩序不规范，医院管理体制和运行机制不完善，政府卫生投入不足，医药费用上涨过快，个人负担过重等问题，提出了新一轮医疗体制改革的基本原则和总体目标[1][2]。同时，这一阶段对初级医疗保障体制进行改革，从 2009 年"新医改方案"颁布之后，进入新全民医保建立阶段。[3]

在这一阶段，我国政府逐步确立了以强化初级医疗体制为重点设计分级医

---

① 周毅. 医疗体制改革比较研究 [D]. 杭州：浙江大学，2015.

② 楚廷勇. 中国医疗保障制度发展研究——基于国际比较的视角 [D]. 大连：东北财经大学，2012.

③ 楚廷勇. 中国医疗保障制度发展研究——基于国际比较的视角 [D]. 大连：东北财经大学，2012.

疗体制的建设方向。

2006 年，《国务院关于发展城市社区卫生服务的指导意见》中提出"人人享有初级卫生保健"的目标，并指出，要实现该目标，必须将社区卫生服务作为重点，"要实行社区卫生服务机构与大中型医院多种形式的联合与合作，建立分级医疗和双向转诊制度，探索开展社区首诊制试点"。

2007 年，卫生部推出小病先在社区医院诊断，大病由社区医院转向大医院，在大医院接受治疗完成后转回社区医院进行康复治疗的双向转诊分级医疗制度，作为缓解"看病难、看病贵"问题的措施。

2009 年 3 月，标志着"新医改"正式启动的《中共中央国务院关于深化医药卫生体制改革的意见》颁布，提出了初级医疗服务机制的建设和改革相关目标，文件明确规定将"健全基层医疗卫生服务体系"作为未来重点改革内容之一，"加快农村三级医疗卫生服务网络和城市社区卫生服务机构建设，……建成比较完善的基层医疗卫生服务体系。加强基层医疗卫生人才队伍建设，特别是全科医生的培养培训，着力提高基层医疗卫生机构服务水平和质量。"

2015 年，《国务院办公厅关于推进分级诊疗制度建设的指导意见》首次明确提出了"以强基层为重点完善分级诊疗服务体系"，强调确立基层首诊和通过基层转诊的制度，强化全科医生在初级医疗服务中的作用，提高基层诊疗服务人次和占比。

2006 年至今，我国初级医疗服务的载体性质和组织形式变得更加多元化，多种经济性质的初级医疗服务主体开始出现，随着社会资本大量进入初级医疗服务层级，初级医疗服务的供给更加多层次、多样化，满足了居民不同层次、不同种类的健康需求。

初级医疗保障制度，从"旧医改"时期建立的以城镇职工医疗保险和新型农村医疗合作保险为主的覆盖面较窄的社会医疗保险制度（仅覆盖 20％的农村人口和 45％的城镇人口），转变为以全民基本医疗保险覆盖为目标的，包括城镇职工基本医疗保险、城镇居民基本医疗保险和新型农村合作医疗保险的社会医疗保险及医疗救助体系的初级医疗保障制度。其中，城镇居民基本医疗保险和新型农村合作医疗保险正逐步合二为一，以解决重复投保问题，实现更广泛、更公平的社会医疗保险筹资责任分摊，使城乡居民更公平地享受基本医疗保障待遇[①]。

基层药品供应保障制度。"旧医改"时期，国家对药品价格和医疗机构用

---

① 参见《国务院关于整合城乡居民基本医疗保险制度的意见》.

药放宽管控，减少政府干预，加之医疗机构任意提升供应药品价格、开大处方，导致居民医疗费用支出迅速上涨，医保费用中的医疗费用支出不断膨胀。新医改时期，国家确立了《国家基本药物目录》，在一定程度上减轻了居民医疗费用支出负担。目前，《国家基本药物目录（2018 年版）》已经全面实施，初步形成了基层用药生产、流通、使用的运行体系，完善了基本药物制度和基层运行新机制。主要表现为：地方增补药品规范严格，政府通过培训基本药物知识、竞聘上岗、执业考核挂钩的方式引导基层医务人员规范使用基本药物，基本药物临床应用指南覆盖所有政府办基层医疗机构。随着基层药品供应保障制度初步建立，基层基本药物零差率销售实现全覆盖，保障了普通居民的经济可负担性，更好地实现了基层药品供应的可及性[1]。据统计，2009—2012 年，初级医疗机构的药品收入占其平均总收入的比重由 50.25% 下降到 40.49%[2]。

经过 70 年的发展，我国初级医疗体制在经济体制改革的背景下，经历萌芽和发展，初步建立了具有我国特点的初级医疗体制，并取得了一定成绩。但是，初级医疗体制改革仍在继续，现有体制和组成机制存在的问题亟待解决。

7.2 我国初级医疗体制的现状

初级医疗体制不仅需要从医疗服务体系自身去梳理，更需要从初级医疗服务所嵌入的经济社会制度中去考察[3]。在特定历史背景下，社会经济制度直接影响初级医疗服务的传递形式，并在初级医疗体制中留下一定的制度特点。我国在社会经济发展中留下的制度特点至今仍然影响着初级医疗体制的供给。

7.2.1 初级诊疗服务体制的载体、组织形式、空间布局和作用机制

7.2.1.1 医疗体制分级的现状

根据政府对医疗机构的功能定位，我国分级医疗体制主要划分为三级。

《国务院办公厅关于推进分级诊疗制度建设的指导意见》（国办发〔2015〕70 号）中，重新定位了我国初级医疗服务提供主体，将二级以下医疗机构划分为初级医疗机构，即初级医疗服务提供主体，主要包括一级医院（获得一级

---

① 叶俊. 我国基本医疗卫生制度的改革研究 [D]. 苏州：苏州大学，2016.
② 数据整理自《2013 中国卫生统计年鉴》.
③ 王晶，杨小科. 中国农村基层医疗卫生改革的制度选择与发展反思 [J]. 东北师大学报，2014（6）：68－72.

医院评级的中心卫生院、城市街道医院或规模较大的乡镇卫生院，功能定位为直接向一定人口的社区提供医疗、预防、保健和康复服务）和传统认定的初级医疗机构（包括社区卫生服务中心（站）、街道卫生院、乡镇卫生院、村卫生室、门诊部和诊所）[①]。

我国的二级医疗服务提供主体，是功能定位为多个社区提供综合医疗服务并承担一定教学、科研任务的地区性医院[②]，主要由二级医院承担。

我国的三级医疗服务提供主体，是功能定位为向几个地区提供高水平、专科性医疗服务和执行高等教育、科研任务的区域性以上的医院[③]，主要由三级医院承担。

值得注意的是，政府对各级医疗体制的功能定位和对应承担服务的医疗机构的实际功能存在矛盾和偏差。

世界范围内的医疗机构分级模式始于 1957 年世界卫生组织的医疗服务组织专家委员会提出的"三级医院模式"，本意是按照一国的医疗卫生区域规划，分层次、整合性地设置不同服务功能的医疗机构，对应不同层次的医疗需求。[④] 医疗机构布局应该对应不同层次的医疗需求，也就是对应疾病发生规律所决定的医疗需求层次，这是医疗机构分级的核心，也是分级医疗体制的核心。

我国现行的医疗机构分级是对应行政级别的，不仅公立医院具有行政级别，医院的管理人员还对应不同行政级别的职位，医院的工作人员具有相应的行政编制。因此，我国的医疗机构分级具有非常强烈的行政色彩，而非遵从居民的医疗需求层次。通过行政分级，将医院人为地分为一级到三级，越往上，行政级别越高，造成个别医疗机构在最初配置时，就以获得更高的行政级别为追求，盲目扩张规模、增加床位、购买设备。在行政分级的前提下，我国分级医疗机构并不是按照初级医疗机构直接面对社区、二级医疗机构面对多个社区、三级医疗机构覆盖多个地区的空间布局来分布的。我国很多初级医疗机构是远离社区的，无法实现直接面对社区居民的就近服务。而三级医院这样的高等级医疗机构为了争取更多的行政资源，纷纷分布在同一个中心城市，出现一个大城市拥有数家甚至数十家三级医院的情况，这样的分布不均，违背了国家

---

① 参见《中共中央、国务院关于卫生改革与发展的决定》（中发〔1997〕3 号）；《国务院关于发展城市社区卫生服务的指导意见》（国发〔2006〕10 号）；《国务院办公厅转发国务院体改办等部门关于农村卫生改革与发展指导意见的通知》（国办发〔2001〕39 号）.
② 医院等级划分依据是 1989 年《卫生部关于实施"医院分级管理办法（试行）"的通知》.
③ 医院等级划分依据是 1989 年《卫生部关于实施"医院分级管理办法（试行）"的通知》.
④ 庞国明. 医院分级管理制度的缺失 [J]. 当代医学，2009（3）：32—33.

对一家三级医疗机构覆盖几个地区、固定数量人群、在全国均匀分布的功能设定和规划布局初衷，造成居民获得次级医疗服务的机会不平等。

总之，由于我国现行分级医疗体制采用行政化的分级方式，并未实现不同等级医疗机构响应由居民疾病发生规律决定的医疗需求层次的制度设计和空间布局，使得种种问题层出不穷。

7.2.1.2 初级诊疗服务体制的载体和组织形式

我国初级医疗服务的载体包括一级医院（主要包括评为一级医院的乡镇卫生院和城市街道医院）和社区卫生服务中心（站）、街道卫生院、乡镇卫生院、村卫生室、门诊部和诊所①。但由于现行分级医疗体制采用行政化的分级方式，并且医院可以提供门诊服务，使得居民大多选择高等级的医疗机构，即使是普通病和常见病，也要到大医院门诊，造成大医院拥挤不堪，基层医疗机构门庭冷落②。

因此，我国初级医疗服务的实际载体是基层医疗机构和医院共同承担。目前，我国次级医疗机构（包括二级医院、三级医院）和初级医疗机构共同提供初级医疗服务。

由于我国从"旧医改"时期就已经建成医疗服务供给主体的多元化结构，初级医疗服务的组织形式既有公立医疗机构，也有私营医疗机构。

7.2.1.3 初级诊疗服务体制的空间布局

从我国初级医疗体制的空间布局来看，医疗体制分级呈现"轻初级医疗、重次级医疗""轻基层、重医院"的倒金字塔结构，初级医疗体制处于弱势地位，次级医疗体制处于主体地位。

（1）分级比重。

①医务人员配置。

据统计，2014年全国各类医疗机构医务人员总数为1023.4万人，其中，初级医疗机构医务人员数量为353.7万人，二级以上医疗机构的医务人员数量为574.2万人③，初级医疗机构医务人员数量仅占医疗机构医务人员总数的32%，呈现头重脚轻的倒金字塔结构的医务人员配置分布。

---

① 参见《中共中央、国务院关于卫生改革与发展的决定》（中发〔1997〕3号）；《国务院关于发展城市社区卫生服务的指导意见》（国发〔2006〕10号）；《国务院办公厅转发国务院体改办等部门关于农村卫生改革与发展指导意见的通知》（国办发〔2001〕39号）。

② 李菲. 我国医疗服务分级医疗的具体路径及实践程度分析 [J]. 中州学刊，2014，11 (11)：91.

③ 杜文娜，许璐璐. 全科医生制度下全科医学教育的思考 [J]. 黑龙江高教研究，2012 (4)：69.

初级医疗层级的全科医生数量为 17.2597 万人，仅占全国医生总数的 6％[①]。初级医疗层级提供医疗服务的医生（含执业医师和执业助理医师）159.46 万人中，全科医生仅占 10.8％[②]，此外，在初级医疗层级提供医疗服务的还有 108.11 万乡村医生和卫生员，如果将他们计入，我国全科医生在初级医疗层级提供医疗服务的医生中的占比更低。而全球发达国家和地区，作为初级医疗机构主要从业者的全科医生数量占医生总数的 30％～60％[③]，英国全科医生数量占英国医生总数的 50％以上[④]。

从我国初级医疗体制中的医务人员所占比重来看，初级医疗体制在分级医疗体制中并不占据主体地位，也没有实现"全科下沉"的医疗资源配置结构。各级医疗机构医务人员的配置呈现"轻基层、重医院"的倒金字塔结构，如图 7-1 所示。

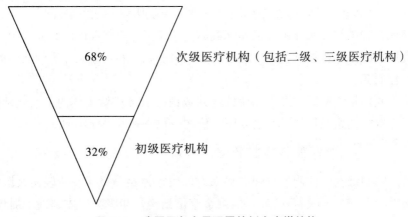

图 7-1　我国医务人员配置的倒金字塔结构

②医疗机构和医疗设施配置。

从医疗机构的增长率来看，2010—2014 年，初级医疗机构年平均增长率为 0.3％，医院平均增长率为 4.7％，医院的增速是初级医疗机构的 16 倍，呈现过快扩张，其中尤以三级医院（最高职能等级医院）扩张最快，年增长率达到 10.4％。[⑤]

---

① 根据《2015 年中国卫生和计划生育年鉴》数据整理.

② 根据《2015 年中国卫生和计划生育年鉴》数据整理.

③ 杜文娜，许璐璐. 全科医生制度下全科医学教育的思考 [J]. 黑龙江高教研究，2012（4）：69.

④ David N. 英国全科医生高薪何来 [EB/OL]. [2016-03-07]. http://www.jkb.com.cn/news/overseas/2016/0307/385386.html.

⑤ 根据《2015 年中国卫生和计划生育年鉴》数据整理.

从医疗卫生机构的建筑面积来看，2012 年医院房屋建筑面积（含租房面积）为 33987 万平方米，初级医疗机构房屋建筑面积为 1907 万平方米，仅占医院房屋建筑面积的 5.6%。[①]

从新增床位数量来看，2009—2014 年，全国床位增加 176.6 万张，而初级医疗机构新增床位数量仅占全国新增床位总数的 13.8%。虽然医疗资源在增加，但大多数医疗资源都流向了大医院，流向初级医疗机构医疗资源占比很小。[②]

从初级医疗机构设置和医疗设施配置比重来看，我国分级医疗体制以医院为配置重心，初级医疗机构虽然在数量上多于二级和三级医疗机构，但在医疗机构增长速度、医疗设施配置上却处于较低水平，医疗设施资源配置呈现倒金字塔结构。

③医疗费用配置。

2013 年，初级医疗机构医疗费用占医疗机构医疗总费用的 42%，次级医疗机构医疗费用占医疗机构医疗总费用的 58%。[③] 与 2012 年相比，县级及以上医疗机构医疗费用占比上升，初级医疗机构医疗费用占比下降。[④]

从各级医疗机构的医疗费用占比来看，我国医疗费用配置呈现倒金字塔结构，如图 7-2 所示。初级医疗机构医疗费用占比低于次级医疗机构，而且医疗费用还在加速流向高等级医疗机构，初级医疗机构医疗费用占比持续减少。

---

① 根据《2013 中国卫生统计年鉴》数据整理.

② 陆宇. 中国全科医生缺口 18 万　收入仅为专科医生一半 [EB/OL]. [2015-09-08]. http://finance.sina.com.cn/chanjing/cyxw/20150908/023423180987.shtml.

③ 张毓辉，万泉，翟铁民，等. 2013 年中国医疗总费用核算结果与分析 [J]. 中国卫生经济，2015，3 (3)：6.

④ 张毓辉，万泉，翟铁民，等. 2013 年中国医疗总费用核算结果与分析 [J]. 中国卫生经济，2015，3 (3)：6.

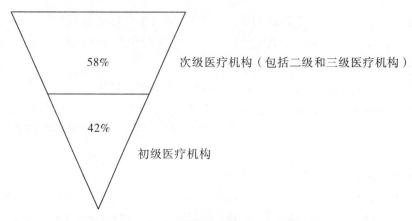

图 7-2　我国医疗费用配置的倒金字塔结构

从我国初级医疗体制的医务人员配置、医疗机构和医疗设施配置、医疗费用配置在分级医疗体制中的占比来看，初级医疗体制的分级比重较低，初级医疗体制和次级医疗体制（包括二级和三级医疗体制）的分级比重总体上呈倒金字塔结构。

（2）空间密度和均匀度。

从初级医疗层级全科医生的分布密度来看，2014 年我国每千人口配备全科医生数为 0.126 人，每千人口配备全科医生数只达到英国的 1/5。

从我国初级医疗资源配置的空间分布来看，均匀度较差。2009 年，《中共中央、国务院关于深化医药卫生体制改革的意见》明确指出，我国医疗体制在区域、城乡的资源配置存在明显的不均衡。以初级医疗体制在城乡之间的资源配置为例，《2008 中国卫生服务调查研究》表明，城市居民和农村居民在初级医疗资源的空间配置上存在巨大差异，城市有 85％的医疗资源分布在离居民步行 1 千米以内的空间里，而农村仅为 58％。[①] 仅在城乡之间，初级医疗资源配置就存在显著的不均衡。

综上所述，我国分级医疗体制的空间形式总体上呈现倒金字塔结构，初级医疗体制在分级医疗体制中不处于主体地位，分级医疗体制中医务人员、医疗机构和卫生设施、卫生费用的分级比重都呈现倒金字塔结构。我国分级医疗体制未实现"全科下沉、专科上升"的医疗资源分层安排，全科医生在初级医疗层级占比少、作用小。

---

① 叶俊. 我国基本医疗卫生制度改革研究 ［D］. 苏州：苏州大学，2016.

7.2.1.4　初级诊疗服务体制的作用机制

（1）首诊和转诊。

2006 年至今，我国出台了一系列政策都提出要建立基层首诊制度，然而由于我国没有像英国和法国实现门诊业务与医院的分离，各级医院均可提供门诊业务；不是对应疾病发生规律形成的医疗需求层次，而是按行政级别对医院进行分级，使得大部分居民选择更高等级医院就诊；没有实现全科医生作为初级医疗服务的主要提供者，从而使得我国全科医生数量在全国医生总数中的比例仅为 5.6%，远低于西方发达国家 30%~60% 的水平。目前，在初级医疗层级提供医疗服务的大多数医务人员不具有全科医疗专业背景，因此，在初级医疗层级无法很好地实现治疗普通病、常见病，提供初级保健服务，以及对患者提供分诊并向上转诊的服务，从而无法吸引居民到初级医疗机构进行首诊。以上这些因素共同作用，导致我国初级医疗体制实践中，有一半以上的居民没有选择初级医疗机构作为首诊单位，而选择次级医疗机构（二级、三级医疗机构）进行首诊。2014 年，作为我国初级医疗机构的社区卫生服务中心、乡镇卫生院、一级医院的门诊量总和为 19 亿人，而二级医疗机构和三级医疗机构的诊疗人次达到 25.5 亿人，并且这一数量还在逐年增加，三级医疗机构增速最快，为 11.4%，而社区卫生服务中心和乡镇卫生院却比 2013 年下降了0.2%。这表明，居民大多会选择在次级医疗机构尤其是大医院接受门诊服务，医院的专科医疗部门承担相当部分的门诊服务工作。

因此，我国没有真正建立基层首诊制度，从而使基层向上转诊的制度也无法真正建立。

（2）初级医疗服务购买者和提供者未真正分离。

与法国等社会健康保险体制国家的初级医疗服务筹资购买者和提供者分离的制度设计不同，我国初级医疗服务筹资购买者和提供者都是具有行政色彩的机构，实际上处于同一个庞大的等级化体系[①]，没有实现购买者和提供者的真正分离。

我国初级医疗服务机构（初级医疗服务提供者）主要是由政府出资设立的一级医院和社区卫生服务中心（站）、街道卫生院、乡镇卫生院、村卫生室、

---

① 顾昕. 全球性医疗体制改革的大趋势［J］. 中国社会科学，2005（6）：121-128.

门诊部和诊所①，属于事业单位，具有行政级别，归不同级别的医疗卫生行政管理单位主管，医务工作人员具有相应的行政编制。而我国初级医疗服务筹资购买者主要是社会医疗保险机构，由其进行医疗服务的购买与管理，与西方社会医疗保险体制国家的社保管理机构一般是私营或非营利机构不同，我国医疗保险管理机构是政府行政单位。

因此，我国初级医疗服务购买者和提供者都处于行政体系内，没有实现真正意义上的分离。

（3）雇佣方式和收入形成机制。

这里主要讨论服务于公立初级医疗机构医务人员的雇佣方式和收入形成机制。从我国初级医疗层级医务人员的雇佣方式来看，在公立初级医疗机构中，存在医务人员编制"捆绑"的现状。虽然我国大部分医疗机构正逐渐扩大医务人员聘用制比例，尝试逐步代替行政编制聘用制度，但由于职称评级制度的存在，仍在一定程度上将医务人员"捆绑"在公立初级医疗机构，阻碍了医疗人力资源的自由流动。这一点与英国、法国不同，英国、法国医务人员在本国即使服务于公立医疗机构，仍可以在合同时间之外服务于私人医疗机构，或完全就职于其他医疗机构，医疗人力资源可以自由流动。

目前，我国服务于初级医疗层级医生的收入缺乏吸引力，初级医疗机构引不来、留不住优秀医生资源。以全科医生为例，我国全科医生平均收入仅为专科医生的一半左右，全科医生的工资总量固定，绩效工资占比少，无法调动医生下沉到基层医疗机构提供医疗服务的积极性。我国一些地区已有试点社区卫生服务中心和村卫生室提供签约家庭医生服务，但全科医生收入制度设计与签约居民数量基本无关，全科医生提供的两大块服务——基本医疗服务和公共卫生服务中，基本医疗服务这一部分没有对应的收入。这样的薪酬制度没有充分体现签约家庭医生的劳动价值，难以发挥激励作用。

7.2.2　基层药品供应保障体制的作用机制

目前，我国在基层药品供应保障体制方面进行了一些改革，以控制基层医疗机构药品供应价格，减少药品费用支出。包括改革以药补医机制，取消药品加成，逐步推行医药分开的多种形式等。

---

① 参见《中共中央、国务院关于卫生改革与发展的决定》（中发〔1997〕3号）；《国务院关于发展城市社区卫生服务的指导意见》（国发〔2006〕10号）；《国务院办公厅转发国务院体改办等部门关于农村卫生改革与发展指导意见的通知》（国办发〔2001〕39号）.

2012 年，《国务院办公厅印发关于县级公立医院综合改革试点意见的通知》，"取消药品加成政策，将试点县级医院补偿由服务收费、药品加成收入和政府补助三个渠道改为服务收费和政府补助两个渠道。医院由此减少的合理收入，通过调整医疗技术服务价格和增加政府投入等途径予以补偿。" 2016 年，《国务院关于印发 "十三五" 深化医药卫生体制改革规划的通知》，取消所有公立医疗机构药品加成政策，延续多年的公立医疗机构用药加成 15% 的医药补医政策终告结束，这对于减轻居民基层用药负担具有重要意义。

在公立医疗机构运行机制方面，我国正逐步推进医药分开，探索医药分开的多种形式。北京等部分地区的医药分开综合改革已开始试点。医药分开对于切断医药利益链条、保障基层医疗机构低价用药、减轻居民医疗经济负担、控制药费支出具有积极作用，是目前大部分发达国家的普遍做法。

7.2.3　基层医疗保障体制的作用机制

我国目前已经基本实现基本医疗保险全民覆盖的社会医疗保险制度。2012 年 4 月 17 日，《国务院办公厅关于印发深化医药卫生体制改革 2012 年主要工作安排的通知》提出，要 "巩固扩大基本医保覆盖面"，"职工基本医疗保险（以下简称职工医保）、城镇居民基本医疗保险（以下简称城镇居民医保）和新型农村合作医疗（以下简称新农合）三项基本医疗保险参保率稳定在 95%。" 2014 年，三项基本医疗保险制度覆盖人群数达到 13.34 亿，占全国总人口的96%[1]，基本实现了社会医疗保险全覆盖。同时，保障水平有显著提高，表现在报销比例和封顶线的提高。一系列政策和措施从经济可负担性和人群覆盖面两个层面推动我国初级医疗服务实现普遍可及性。

我国的社会医疗保险制度向构建多层次保险体制的方向发展，除基本医疗保险外的大病医疗保险积极发展，致力于解决居民多层次、多元化的医疗保障需求。截至 2014 年年底，大病医疗保险在 27 个省开展了 392 个统筹项目，覆盖人口达到 7 亿[2]。

然而，我国目前基层医疗保障制度存在医保支付风险急剧增加的严峻问题。一方面，我国进入老龄化社会后，参保结构老龄化，制度内供养比例不断降低，职工医疗保险制度内供养比从 2007 年的 3∶1 降至 2014 年的 2.25∶1；

---

① 仇雨临. 回顾与展望：构建更加公平可持续的全民医保体系 [J]. 江淮论坛，2016（1）：126-131.

② 大病医保全覆盖引期待　世界各国的医保制度是怎样的？　[EB/OL].　[2015-03-28]. http://pharm. vogel. com. cn/html/2015/03/18/news_436907. html.

另一方面，我国医疗费用不断上涨，医保控费问题严峻，据统计，"十二五"期间，职工医疗保险中次均住院费用从 2010 年的 8413 元上涨到 2014 年的 10095 元，居民医疗保险由 5438 元上涨至 6653 元。医疗保险基金越来越难以负担全国快速增长的医疗费用支出①。医疗保险支出风险加剧，归根结底是由医疗费用支出增长过快而引发的，这意味着医疗资源配置效率低下，亟待对初级医疗体制进行改革，优化资源配置，控制医疗费用支出。

7.3　我国初级医疗体制存在的问题及其根源

我国初级医疗体制建设取得了一定成就，包括建成了全民覆盖的基本医疗保险制度；提升了初级医疗服务的可及性；在基层药品供应保障上取消药品加成，减轻居民药费支出负担。但是，我国现有初级医疗体制实践中，基层医疗服务力量依然薄弱，大医院拥挤不堪，"看病难、看病贵"问题仍然存在，医患矛盾问题未得到根本解决，卫生费用不断膨胀，医疗保险支出风险加大的问题日益严峻。这些现象表明，我国初级医疗体制仍然存在一些问题。

7.3.1　体制设计不遵从金字塔结构分布规律

我国初级医疗体制设计使其不处于分级医疗体制的主体地位，违背了分级医疗体制空间形式金字塔结构分布规律，这是我国初级医疗体制的根本问题。

疾病发生的金字塔结构和医疗需求的金字塔结构决定了医疗资源配置的金字塔结构，这是医疗资源配置的合理状态。而体制作为配置社会资源的手段，其供给必须对资源配置的合理状态进行响应。因此，医疗体制供给必须呈现以初级医疗体制为主体的金字塔结构，这就是医疗资源配置的金字塔结构原理。

初级医疗体制的合理状态是以其为分级医疗体制的主体，包括初级医疗机构空间分布高密度、高均匀度、深入社区，这是构建初级医疗体制的基本原则。

我国初级医疗体制在分级医疗体制中的分级比重和空间形式等，都未实现其在分级医疗体制中的主体地位，从全科医生在基层、社区的配置看，还未实现"全科下沉"的体制构建。这样的初级医疗体制设计没有遵循金字塔结构分布规律，未对疾病发生的金字塔结构和医疗需求的金字塔结构进行响应，必然

---

① 仇雨临. 回顾与展望：构建更加公平可持续的全民医保体系 [J]. 江淮论坛，2016 (1)：126−131.

造成医疗资源配置的不合理，这是我国初级医疗体制的根本问题。

究其根源，是我国对医疗体制构建没有完全符合人群疾病发生规律的客观事实，对医疗机构进行行政化分级，不符合医疗体制金字塔结构原理。

7.3.2　未从西方国家实践中获得正确认识

实践是获得认识的基础，实践是检验真理的唯一标准。从英国、法国等发达国家的初级医疗体制的发展来看，尽管过程曲折，但总体上存在不同程度的满足分级医疗体制供给金字塔结构的趋势，这是因为医疗体制设计不可避免地会受到医疗资源配置的金字塔结构原理的影响，如果偏离或违背金字塔结构，就会产生不利影响，如医疗费用的膨胀、医疗配置效率的损失、医疗服务公平度的下降。因此，世界卫生组织指出"任何国家的医疗卫生体制都应转为以基础保健为主"① 是医疗体制供给的合理状态，并向全球倡导。

目前，我国初级医疗体制实践未从西方发达国家的实践中获得正确认识，我们应该借鉴发达国家初级医疗体制改革的共同趋势，实现医疗体制供给必须响应由两个金字塔规则所决定的医疗资源配置的金字塔结构的客观需要，并指导我国初级医疗体制改革。

7.3.3　行政化色彩强烈，未完全脱离行政配置医疗资源

我国初级医疗体制仍具有强烈的行政化色彩。第一，现有医疗机构按照行政化分级分为一级至三级，而不是按照医疗体制供给的金字塔结构进行分级。第二，初级医疗资源配置受到行政配置医疗资源的干扰。究其原因，是受到过去计划经济体制的影响，是计划经济的延伸。

我国初级医疗体制实践至今未完全脱离行政化，在一定程度上影响了初级医疗体制空间形式的科学性和医疗资源配置的有效性。

7.3.4　未构建竞争性服务供给主体结构，未完全实现筹资购买者和提供者分离

我国没有实现以市场为主导的具有高度竞争性的初级医疗服务供给主体结构。构建具有竞争性的初级医疗服务供给主体结构，使初级医疗服务机构为获得市场竞争优势和更多的收益，提高医疗服务质量，降低医疗成本，从而优化

---

① Green S，Leopando Z，Clearihan L. The trend of hospitalization insurance［J］. WONCA Asia Pacific Journal of Family Medicine，1995（6）：8—11.

医疗资源配置效率。我国的初级医疗服务供给主体主要是带有行政化色彩的公立医疗机构，它们作为具有行政级别的事业单位，在国家庞大的行政体系中，没有太多的生存和发展压力，即减少成本和提高服务质量的动力，从而无法更好地实现医疗资源优化配置。

同时，我国初级医疗服务筹资购买者和提供者都是行政机构，处于同一个庞大的等级化体系①，初级医疗服务筹资购买者和提供者未真正分离，这也影响着医疗资源配置效率。而在西方发达国家，初级医疗服务购买者和提供者一般是分离的。比如，实行社会医疗保险体制的法国，政府基本不出资设立初级医疗机构，而是积极保障私营初级医疗机构的竞争性市场环境，同时通过基本医疗保险基金契约向私人诊所采购初级医疗服务提供给全国居民，初级医疗服务提供者必须以竞争方式获取与购买者的服务合同，这加大了初级医疗机构的竞争压力，使其有了提升医疗服务质量和节省医疗费用的动力②，从而实现了医疗资源的优化配置。

7.3.5　未实现供需双方平等主体地位的构建

我国初级医疗体制没有实现对代表患者与初级医疗服务主体进行谈判的"代理人"角色的构建。我国的社会医疗保险机构是行政机构而非独立运营主体，并不像法国存在多元化、多层次的医疗保险机构的竞争市场，因此，居民无法自由选择其更加认可的医疗保险机构，从而无法促使医疗保险机构为获得更多参保人，与医疗机构进行谈判，以获取更低的医疗价格和更优质的医疗服务。

由于医疗服务供需双方的平等主体地位未真正实现，医疗机构与患者两大结构性主体无法平等竞争，也就无法实现医疗控费和提高初级医疗服务质量。

7.3.6　未形成全科医生"守门人"制度

从理论分析和西方实践经验可以看出，全科医生"守门人"制度是实现医疗控费和初级医疗服务公平性、可及性的关键。从我国全科医生在初级医疗层级医生中的占比、全科医生在初级医疗服务供给中发挥的作用来看，我国还未形成全科医生"守门人"制度。另外，我国对全科医生的培养以及全科医生的

---

① 顾昕. 全球性医疗体制改革的大趋势 [J]. 中国社会科学，2005（6）：121-128.

② Karen B，Alan M. Universal coverage and cost control：The United Kingdom national health service [J]. Journal of Health and Human Services Administration，1998，20（4）：423-441.

雇佣方式和薪酬制度设计等，未能有效引导全科医生更多地进入基层医疗层级，从而无法对大量患者进入医院获取初级医疗服务进行分流，因此无法实现初级医疗的公平性、可及性，以及降低卫生支出。

　　归根结底，我国初级医疗体制存在的问题的根源是未遵循医疗资源配置的金字塔结构原理，不符合疾病发生的客观规律，从而使医疗资源配置不合理，医疗费用急剧膨胀，医疗资源配置不均衡，初级医疗的公平性、可及性较差。

第8章　我国初级医疗体制改革的主要原则和总体思路

依据本书提出的医疗资源配置金字塔结构，借鉴西方发达国家的实践经验和启示，针对我国初级医疗体制的发展现状和存在的问题，提出我国初级医疗体制改革的根本方向、主要原则和总体思路，以更好地解决我国初级医疗体制中的医疗资源配置问题。初级医疗体制改革的根本方向是赋予初级医疗体制配置大多数医疗资源的功能。改革的主要原则包括：初级医疗体制在分级医疗体制中处于主体地位，空间密度在分级医疗体制中最高；建立全科医生"守门人"制度，全科医务人员为初级医疗服务的主要提供者；初级医疗体制要实现空间分布高密度、单位数量人口均匀分布和地理位置深入社区。改革的总体思路是形成以初级医疗体制为主体的金字塔结构，引导建立全科医生"守门人"制度。

8.1　根本方向

我国初级医疗体制改革的根本方向是赋予初级医疗体制配置大多数医疗资源的功能，使初级医疗体制在分级医疗体制中处于主体地位。这样的初级医疗体制才能响应疾病发生的金字塔结构和医疗需求的金字塔结构，才能实现医疗资源的合理配置，从而促进生产力发展。

8.2　主要原则

根据马克思政治经济学相关论述，经济体制是生产关系的具体形式，反映的是社会经济采用的资源配置方式[1]，经济体制供给的内容就是资源配置。初级医疗体制作为一种经济体制，其供给内容就是医疗资源配置。因此，根据初级医疗体制改革的根本方向，其主要原则应包括以下三个方面。

（1）初级医疗体制在分级医疗体制中处于主体地位，空间密度在分级医疗体制中最高。对应我国疾病发生金字塔结构和医疗需求金字塔结构的客观存在，初级医疗体制中的医疗资源配置应满足：初级医疗体制中临床医生占临床医生总数的比例应超过 50%，初级医疗体制的医疗费用预算支配权超过国家医疗费用总预算[2]的 40%。

（2）建立完善的全科医生"守门人"制度。全科医生为初级医疗服务的主要提供者，专科医生不提供或基本不提供初级医疗服务。应满足：初级医疗体制中全科医生数量在初级医疗体制中医生总数的比例超过 50%，每千人拥有全科医生数量超过 0.6 人，基本达到中等发达国家平均水平。

（3）初级医疗体制实现空间分布高密度、单位数量人口均匀分布、地理位置深入社区。应满足：城镇各社区实现 20 分钟步行范围内配有初级医疗机构；乡村实现一村一诊室。

按照主要原则实现初级医疗资源配置的合理结构，遵循疾病发生和医疗需求的客观规律，促进我国初级医疗服务的发展，降低医疗费用，提高健康产出。

8.3　总体思路

遵循金字塔结构的客观规律，针对我国初级医疗体制存在的问题，制定我国初级医疗体制改革的总体思路：第一，形成以初级医疗体制为主体的医疗体制供给的金字塔结构，赋予初级医疗体制对大多数医疗资源的配置权；第二，创新医疗保障制度，调节初级医疗服务供需双方行为；第三，引导建立全科医生"守门人"制度；第四，构建竞争性服务供给主体结构，实现筹资购买者和提供者分离；第五，构建供需双方的平等主体地位，引导医疗保险基金发挥"代理人"作用；第六，形成医药分业、价格干预的基层药品供应保障制度；第七，国家实行初级医疗资源卫生规划，建立初级医疗资源配置监测机制。

（1）形成以初级医疗体制为主体的医疗体制供给金字塔结构。

---

[1]　吴树青，逄锦聚. 政治经济学［M］. 4 版. 北京：高等教育出版社，2009.

[2]　此处不含公共卫生费用的预算。

通过对金字塔结构的分析，指导我国医疗体制包括初级医疗体制的构建和改革，对我国分级医疗体制中每一级的功能和分级比重进行重新定位，对初级医疗资源配置进行重构。建议在相关法令、政策、制度中对初级医疗体制的功能和地位进行统一、清晰的表达，明确指出初级医疗体制在分级医疗体制中的主体地位，赋予其对大多数医疗资源的配置权。

（2）创新医疗保障制度，调节初级医疗服务供需双方行为。

医疗保障制度是调节初级医疗服务供需双方行为，实现资源配置金字塔结构合理状态的重要制度。第一，利用医保报销杠杆引导居民就诊行为。给予签约社区医生的居民更高的报销比例，对签约后不在指定社区医生处就诊和通过其转诊的居民降低报销比例或不予报销。第二，改革医保支付制度。对社区医生的支付引入按人头付费制度，根据签约居民人头数按年给予预付金作为其薪酬重要组成部分，促使社区医生为增加居民签约数而提高服务质量，为获得更多剩余金额而控制医疗项目，减少大检查、大处方。通过创新医疗保障制度，调节供需双方行为，引导患者在基层进行首诊，使社区医生提高初级医疗服务质量，实现医疗资源配置金字塔结构的合理状态。

（3）引导建立全科医生"守门人"制度。

通过制度构建引导初级医疗层级全科医生"守门人"制度的建立，实现医疗资源配置的金字塔结构，达到医疗控费，提高初级医疗服务效率和可及性。第一，完善全科医生培养制度，提升全科医生专业能力，扩大全科医生规模。第二，改革全科医生人事制度，创新全科医生薪酬制度，配套医保支付制度。第三，严格全科医生执业资格，规范全科医生服务流程。通过制度构建吸引优秀全科医生进入基层，从而吸引患者在基层首诊。全面建立全科医生"守门人"制度，承担医疗控费和提高初级医疗服务覆盖面的功能。

（4）构建竞争性服务供给主体结构，实现筹资购买者和提供者分离。

为实现初级医疗资源的优化配置，第一，实现初级医疗服务筹资购买者和提供者分离，引入契约性安排，使服务提供者以更好的服务、更优的价格吸引购买者。第二，引入市场手段对初级医疗体制进行调节，构建具有竞争性的初级医疗服务供给主体结构。鼓励私人在社区兴办诊所，逐步从现有以社区医院等公立医疗机构为初级医疗服务主体的格局转向以大量开业诊所为主要供给主体的结构，以提高初级医疗服务效率，真正实现医疗机构深入社区和乡村，提高初级医疗服务可及性。

（5）构建供需双方平等主体地位，引导医疗保险基金发挥"代理人"作用。

为改变患者在医疗服务市场中的弱势地位，保障患者利益，提高医疗资源配置效率，应构建初级医疗服务供需双方的平等主体地位。从制度上引导各类医保基金承担居民购买初级医疗服务的"代理人"作用，通过构建医患双方的结构性主体实现平等竞争，保障初级医疗服务需求方利益，提高资源配置效率。逐步将社会医疗保险基金从行政单位转化为非营利主体，促进商业医疗保险基金及其他类型保险的积极发展，形成医疗保险多元化竞争格局，真正实现居民选择医保机构、医保机构选择初级医疗服务主体的市场传递过程。

（6）形成医药分业、价格干预的基层药品供应保障制度。

为充分保障基层药品的供应，减轻医保和居民个人药品费用支出负担，提高初级医疗服务可及性，第一，全面推进医药分业体制改革，切断初级医疗机构和医药企业的利益链条；第二，政府对社会保险基金或财政资金采购的药品进行价格干预，对于专利药、独家药实行国家谈判机制，以量换价，从而获得最优惠的价格。

（7）国家实行初级医疗资源卫生规划，建立初级医疗资源配置监测机制。

为保障初级医疗资源配置遵循金字塔结构，响应疾病发生和医疗需求的客观规律。第一，定期发布基于全局的初级医疗资源卫生规划，通过对初级医疗资源配置空间分布的调节，分步骤、有计划地实现初级医疗资源配置高密度、单位数量人口均匀分布、医疗机构设置深入社区的空间形式。第二，设立全国范围的初级医疗资源配置监测机制，实时监控医疗资源配置状况。对区域间、人群间的初级医疗资源分布和流动情况进行实时监控。监测结果用于政府实时调整初级医疗资源配置比例，保障配置的公平性和可及性，并为下一阶段初级医疗资源卫生规划提供参考。

第9章 我国初级医疗体制改革的对策建议

遵循医疗资源配置的金字塔结构，响应疾病发生和医疗需求的客观规律，针对我国初级医疗体制存在的问题，依据我国初级医疗体制改革的主要原则和总体思路，提出我国初级医疗体制改革的对策建议。

9.1 形成以初级医疗体制为主体的医疗体制供给的金字塔结构

9.1.1 对初级医疗体制的功能和地位进行重新定位

从 2006 年我国从政策层面提出社区首诊和分级诊疗的概念，到 2015 年我国《关于推进分级诊疗制度建设的指导意见》的颁布，对分级诊疗中各级医疗体制的功能和地位进行界定的各项政策措施不断进行改进。初级医疗体制应当响应疾病发生和医疗需求的分布规律，按照金字塔结构对各级医疗体制的功能和地位进行界定，并对各级医疗资源进行合理配置。

在初级医疗体制改革中，对分级医疗体制中的每一层级的分级比重进行重新定位，对初级医疗服务供给布局进行重构。在相关法令、政策、措施中对初级医疗体制的功能和地位进行统一、清晰的解释，明确指出初级医疗体制在分级医疗体制中处于主体地位，赋予其对大部分医疗资源的配置权，促进初级医疗体制以及分级医疗体制的改革。

9.1.2 设定初级医疗体制改革的目标性指标

基于初级医疗资源配置响应我国疾病发生和医疗需求的金字塔结构，设定初级医疗体制改革应实现的目标性指标，包括：初级医疗体制中配置的临床医生数量在全国临床医生总数中的比例超过 50%，初级医疗体制中的卫生费用预算在国家卫生费用总预算①中的比例超过 40%，全科医生数量在初级医疗服务的医生总数中的比例超过 50%，每千人口对应全科医生数量超过 0.6 人，等等。建议从总体规划我国初级医疗体制的构建和改革，改进我国目前医疗资源配置现状，实现医疗资源的合理配置结构，促进我国医疗体制的发展。

9.2　创新初级医疗保障制度，调节初级医疗服务供需双方行为

对初级医疗保障制度进行制度创新，利用医疗保险报销比例杠杆、医保支付制度改革，调节初级医疗服务供需双方行为。

9.2.1　创新医疗保险对初级医疗供给方的支付制度

第一，对初级医疗服务供给主体采用按人头付费和按服务项目付费等的复合支付方式，同时，在初级医疗机构逐步推行对慢性病患者按人头打包付费。对提供居民签约服务的社区医生（主要包括全科医生）的薪资发放，实行按签约人头预付制，一年一付，年初预付。

第二，扩大签约医生的收入来源，以薪酬激励优秀的全科医生进入初级医疗机构提供服务。每年根据医疗保险基金总收入，确定按照签约居民人头数支付给社区医生的预付费用基数，各地依据地方实际情况，根据年龄、性别、身体情况等因素进行调整，确定当地社区医生的按人头预付费用。

创新支付方式，吸引优秀医务人员进入初级医疗层级工作，提高初级医疗机构服务能力，推进基层首诊制的实现，使医疗服务供给方控制医疗服务项目的供给，从而实现医保控费。

9.2.2　调节医保报销比例，强化医保杠杆调节作用

完善医保报销制度，调节医保报销比例，强化医保杠杆调节作用，引导患者首诊下沉。

第一，利用医保报销比例引导居民就诊行为。针对签约社区医生（初级医疗服务医生，包括全科医生）的居民，给予更高的报销比例；对签约后不在指定社区医生处门诊和通过其转诊的居民，降低其报销比例或不予报销。

第二，完善服务于分级医疗体制不同层级的医疗机构的医保差异化支付政

---

① 不含国家用于公共卫生服务的卫生费用预算.

策，提高初级医疗机构医保支付比例，对符合规定的转诊住院患者连续计算起付线。将符合条件的初级医疗机构（包括慢性病医疗机构）按规定纳入基本医疗保险定点范围。促进患者有序流动，以制度设计提升基层门诊服务利用率。

9.2.3 完善多层次医疗保障制度

第一，推进建立稳定、可持续的基本医保筹资机制和保障水平调整机制，减小居民个人医疗费用支出负担，提升初级医疗服务的经济可负担性。

第二，建立多层次的初级医疗保障制度。实现城乡居民大病保险全覆盖，完善重特大疾病救助和疾病应急救助制度，完善医疗救助制度，扩大医疗保障的居民覆盖率，提升初级医疗服务的可及性。

第三，加快推进整合城乡居民医疗保障制度，实现城镇居民基本医疗保险和新型农村合作医疗在筹资政策、保障待遇、基金管理的统一，以解决重复投保问题，实现更广泛、更公平的社会医疗保险的筹资责任分摊，使城乡居民更公平地享受初级医疗保障，更好地实现初级医疗服务的公平性、可及性。

通过调节医保报销比例，引入按人头付费制度，建立和完善多层次的医疗保障制度等，调节初级医疗服务供需双方行为，引导医疗资源下沉，促进建立基层首诊制度，遵循居民的疾病发生规律，实现医疗资源配置呈现以初级医疗服务为主的金字塔结构的合理状态，解决卫生费用激增、"看病难、看病贵"等问题。

9.3 引导建立全科医生"守门人"制度

要实现初级医疗体制在分级医疗体制中占据主体地位，改变我国医疗资源错配现状，必须由政府大力引导，建立全科医生"守门人"制度。

9.3.1 建立全科医生规范化培养制度

我国全科医生仅占全国医生总数的 6%[1]。我国每千人口配置的全科医生数只有英国的 1/5，以经济合作与发展组织（OECD）成员国每千人口全科医生配置数 0.6 人作为我国的初级医疗体制改革目标，我国还有 68.13 万全科医生的巨大缺口。

---

[1] 中国卫生和计划生育委员会. 中国卫生和计划生育年鉴（2015）[M]. 北京：中国卫生和计划生育年鉴社，2015：636.

我国应建立全科医生规范化培养制度，扩大全科医生队伍，提高全科医生业务水平。

第一，建立系统化、标准化的全科医生职业培养制度，设立严格的从业门槛。在全国大力发展全科医学专业，确立全科医学的学术地位，增加全科医学招生数量。建议建立四个阶段的标准化培养体系：5 年医学本科课程＋1 年临床基础技能培训＋3 年全科医生规范化培训＋继续教育，从而真正提升和强化全科医生的专业背景和职业技能。在完成前三个阶段的培养并取得全科医生执业资格后，规定全科医生必须接受继续教育，以累计学分制的方式，督促全科医生持续参加学术培训活动、更新专业知识，需达到一定学分才能继续持有执业资格证书，规定全科医生每 5 年需更新执业资格。通过一系列制度规范，保障我国全科医生的业务水平，从而有效吸引患者在优秀全科医生处接受门诊服务，与其建立长期签约关系，使全科医生真正成为居民首诊"第一呼叫对象"和医疗体制的"守门人"。

第二，对全科医生进行差异化培养，实现与专科医生的角色分工和业务互补，而非竞争关系。目前，我国部分全科医生与专科医生存在同质化竞争，出现"抢病源"问题，原因在于未在全科医生培养阶段根据全科医疗的特征、功能进行与专科医生不同的差异化培养，失去与专科医生进行角色分工的意义，无法充分发挥全科医疗的首诊与常见病和多发病综合服务功能。应围绕全科医疗的特征功能和服务特点，加快对全科医生的差异化培养，强化全科医生的业务能力。

第三，促进基层医务人员全科化发展。鼓励现有执业医师（包括基层执业医师）参加全科医生专业培养和从业资格考核，就地培养、就地转换，充实全科医生队伍，满足广大居民初级医疗需求。通过乡镇卫生院的人才转型实现其服务模式向全科医疗服务转型。在城镇化和新农村建设发展较快的地区，推动基层医务人员全科化发展，提升现有基层医务人员的全科医疗专业素质，促进初级医疗服务模式向社区全科医疗服务转变。

9.3.2　改革医务人员的雇佣方式和事业编制"松绑"

目前，我国公立医疗机构对医生的雇佣逐步推行以聘用制代替行政编制制度，但由于存在职称评级制度，在一定程度上使大部分医务人员长时间在固定的公立医疗机构就业，阻碍了人力资源的自由流动。应改革我国医务人员的雇佣方式，鼓励自雇和多种雇佣方式并存，改善初级医疗体制中医务人员的配置结构。

第一，鼓励全科医生私人或合伙开办诊所，逐步增加全科诊所在我国初级医疗机构中的占比。引导全科医生以多种方式执业，取得执业资格的全科医生可以根据需要进行多点注册执业。在一部分村卫生室、城市卫生站等引入全科医生，逐步增加全科诊所数量、全科医务人员数量。

第二，对服务于公立初级医疗机构的全科医生实行事业编制"松绑"。加快取消公立医疗机构的事业单位编制，以聘用制取而代之，打破"铁饭碗"。取消医疗机构职称评定制度，为全科医生资源在公立医疗机构之间，以及公立医疗机构和私人医疗机构之间的自由流动消除制度障碍，优化医生资源配置。

9.3.3 建立薪酬激励制度，改革医保支付制度

目前，我国全科医生的收入缺乏吸引力和竞争力，基层医疗机构引不来、留不住优秀全科医生资源。全科医生的工资总量低，绩效工资占比少，无法调动医生"下沉"到基层提供全科医疗服务的积极性。

应配套改革和按人头付费。除对提供签约服务的全科医生实行按人头付费和按项目付费等的复合支付制度外，建议借鉴英国的全科医生薪酬支付制度，即基本工资、按人头付费、按项目付费和工作质量绩效奖励四种方式相结合，从而提升全科医生的收入，加速扩大在初级医疗层级的全科医生队伍，为建立全科医生"守门人"制度提供基本的人力保障。

9.3.4 建立对全科医生的行为约束机制

为防止全科医生为了获得更多的按人头付费的收入，将患者留在自己的医疗机构，出现"当转不转"的情况，应允许患者自由选择全科医生，与全科医生的签约服务合同实行一年一签，以"用脚投票"的方式，促使全科医生为留住签约居民，努力保障居民的身体健康，积极治愈患病居民。

应在全国建立良好的患者投诉通道，完善全科医务人员从业资格的批准和取缔制度；应制定规范的全科医生从业指南，指导全科医生医疗服务行为的专业化、规范化。

除上述政策措施外，还可借鉴英国、法国实践经验，考虑采取以下配套措施：逐步压缩直至取消大型医院普通门诊；经过一段时间发展，当全科医生队伍的业务能力、人数规模基本达到按居民所需的预定指标后，在全国范围内以政策甚至法令形式逐步推行基层强制首诊。目前，我国北京等城市对压缩大型医院普通门诊已经开始试点。通过以上措施，在我国真正建立起全科医生"守门人"制度，发挥全科医生在医保控费和提高初级医疗服务的公平性、可及性

方面的巨大作用。

9.4　构建竞争性服务供给主体结构，实现筹资购买者和提供者分离

运用一定的市场手段调节初级医疗服务，这是世界各国的普遍现象，英国的公费医疗体制也不例外[①]。从发达国家实践看，具有竞争性的初级医疗服务供给主体结构能够较好地实现医疗控费，提高初级医疗服务质量。初级医疗服务筹资购买方通过向多元化的、具有竞争性的初级医疗服务供给主体进行采购，向居民提供初级医疗服务。建议运用市场手段调节初级医疗服务的提供，构建竞争性初级医疗服务供给主体结构，实现初级医疗服务筹资购买者和提供者的分离。

第一，推进社会办医，简化个体行医准入审批程序，积极鼓励符合条件的医生开办私人诊所或合伙诊所，就地就近为基层群众服务。逐步扩大在初级医疗层级服务的私人诊所或合伙诊所数量，从制度上引导和鼓励私人诊所或合伙诊所逐步成为我国初级医疗服务供给的主要载体，真正实现初级医疗体制空间布局高密度、均匀分布和深入社区，实现医疗资源配置的金字塔结构。

第二，政府主要承担初级医疗服务筹资购买者角色，逐步减小作为初级医疗机构开办者的角色分量，通过社会医疗保险基金向初级医疗服务供给主体购买医疗服务，向广大居民提供初级医疗服务。借鉴国外经验，建议先将政府开办的一部分具有条件的基层医疗机构（如门诊部、诊所等）作为设施补贴，提供给希望从事基层医疗服务的个体医生或合伙医生团体，并设置以全科医生为主要补贴对象的门槛。

第三，政府通过政策措施保障私人诊所或合伙诊所与公立初级医疗机构的平等竞争环境，通过降低准入门槛、简化审批程序、实现税负一致等政策，构建多元化的、具有竞争性的初级医疗服务供给主体结构，通过竞争提高初级医疗服务的整体质量，优化医疗资源配置效率。

---

① 顾昕. 全球性医疗体制改革的大趋势［J］. 中国社会科学，2005（6）：121－128.

9.5　构建供需双方平等主体地位，引导医疗保险基金发挥"代理人"作用

政府制定政策，构建良好的制度环境，让医患双方在政府提供的制度框架内实现对初级医疗服务的平等交易。改变患者在初级医疗市场中的弱势地位，从制度上引导各类医疗保险基金发挥居民购买初级医疗服务的"代理人"作用，实现医患双方平等交易，保障初级医疗服务需求方利益，提高资源配置效率。

第一，建立我国社会医疗保险基金的法人治理结构，使其真正成为市场主体，引导其发挥居民购买初级医疗服务的"代理人"作用。

第二，积极促进我国商业健康保险的发展，形成医疗保险多元化竞争格局，促进医疗保险机构提高服务质量，实现初级医疗的多层次保障，提升初级医疗服务的可及性。

第三，赋予医疗保险机构对初级医疗服务供给主体的自由选择权。由居民选择医疗保险机构，医疗保险机构选择初级医疗服务供给主体作为定点，实现居民行为调节医疗保险基金，医疗保险基金调节初级医疗服务供给主体的市场传导机制，最终促使初级医疗服务供给主体提供更优质、更低价的医疗服务，优化医疗资源配置。

第四，保障居民对竞争性商业健康保险的选择权，以调节医疗保险基金行为，使之与居民成为利益共同方，代理居民与初级医疗服务供给主体进行谈判，实现医疗服务供需双方的平等地位。

第五，政府对各种性质的医疗保险基金进行监管，防止其逆向选择行为，完善商业健康保险的市场进入和退出机制，引导其提高服务质量，有效承担为居民获得初级医疗服务的"代理人"职能。

9.6　形成医药分业、价格干预的基层药品供应保障制度

基层药品供应保障制度是初级医疗体制的重要组成制度，完善基层药品供应保障制度对于提高医疗资源配置效率和实现初级医疗服务的公平性、可及性具有重大意义。

第一，推进实现医药分业制度。初级医疗机构和药房分开经营，割断初级

医疗机构和医药企业之间的利益链条，消除医生开"大处方"的驱动因素。

第二，政府对社会医疗保险基金或财政资金采购的药品进行积极的价格干预。可借鉴法国模式，对《国家基本药物目录》中的药品，由目前的省级招标定价逐步转变为国家谈判定价，通过药物经济学等对药品价格进行评估，以此为依据由政府和医药企业协商定价，实行一药一定价，每 3~5 年重新谈判形成新的定价，以量换价，获得最优惠的价格，从而降低药品费用支出，实现医保控费，同时保障基层用药的经济可负担性。

第三，对于专利药、独家药，实行国家谈判机制，以全国需求量换取最优惠价格，充分保障基层药品供应，减轻居民药品费用支出负担，降低药品费用在医保支出中的比例。

9.7　国家实行初级医疗资源卫生规划，建立初级医疗资源配置监测机制

建议从国家层面实行初级医疗资源卫生规划，每 4~5 年为一个阶段，定期颁布全国性的初级医疗资源卫生规划。国家通过对初级医疗资源配置进行规划，有计划地调节我国某阶段初级医疗资源的分布状态，分步骤地实现初级医疗资源配置高密度、单位数量人口均匀分布、初级医疗机构深入社区的空间形式。改变目前初级医疗资源分布不均衡的格局，对每个阶段的初级医疗资源配置进行实时调控。

在全国范围设立初级医疗资源配置监测机制，监控初级医疗资源配置的密度和均匀度，及时调节医疗资源的投放。对地区之间、城乡之间、人群之间的初级医疗资源分布和流动进行实时监控，对基层医务人员、医疗机构、医疗设备设施、卫生费用的分布密度、均匀度和流动进行监测，根据监测情况实时调整初级医疗资源配置的空间形式，并为下一阶段的初级医疗资源卫生规划提供基本参考。

对医疗资源投放不足、密度较低的区域，利用政府购买服务、税收返还、财政补贴等政策引导资源向其流动；对于医疗资源过于富集（如初级医疗机构、医务人员分布密度过高）的区域，可借鉴国外经验，采取一定时期内限制新增医疗机构开业等方式进行调节，引导初级医疗资源科学布局，合理划分服务区域，加强标准化建设，实现全国范围内的初级医疗资源均匀分布，最终实现初级医疗资源配置空间形式的合理状态。

参考文献

[1] 顾昕. 全球性医疗体制改革的大趋势 [J]. 中国社会科学，2005（6）：121-128.

[2] 约翰·罗尔斯. 正义论 [M]. 何怀宏，何包钢，廖申白，译. 北京：中国社会科学出版社，1971.

[3] 马克思，恩格斯. 马克思恩格斯选集：第 3 卷[M]. 北京：人民出版社，1995.

[4] 马克思，恩格斯. 马克思恩格斯选集：第 4 卷[M]. 北京：人民出版社，2012.

[5] 毛泽东. 毛泽东选集：第三卷 [M]. 北京：人民出版社，1991.

[6] 吴树青，逢锦聚. 政治经济学 [M]. 4 版. 北京：高等教育出版社，2009.

[7] 章晖丽. 马克思主义基本原理概论 [M]. 北京：航空工业出版社，2012.

[8] 刘伟，方敏. 中国经济改革历史进程的政治经济学分析 [J]. 政治经济学评论，2016，7（2）：3-14.

[9] 蔡立辉. 医疗卫生服务的整合机制研究 [J]. 中山大学学报（社会科学版），2010（1）：119-128.

[10] 石光，张春生，宁姗，等. 关于界定和实施基本医疗卫生服务的思考与建议 [J]. 卫生经济研究，2014（10）：6-8.

[11] 徐盛鑫，李显文，刘钟明，等. 浙江省公立大医院建设与发展研究 [J]. 卫生经济研究，2009（8）：9-14.

[12] 陈晓明. 卫生经济学 [M]. 3 版. 北京：人民卫生出版社，2012.

[13] 徐国平. 纠正概念大力发展我国基础医疗卫生服务事业——从"初级卫生保健"中文误译说起 [J]. 中国全科医学，2014，17（25）：2911-2913.

[14] 王健华. 流行病学 [M]. 7 版. 北京：人民卫生出版社，2008.

[15] 王晶，杨小科. 中国农村基层医疗卫生改革的制度选择与发展反思 [J].

东北师大学报，2014（6）：68-72.

[16] 张毓辉，万泉，翟铁民，等. 2013 年中国卫生总费用核算结果与分析 [J]. 中国卫生经济，2015，3（3）：6.

[17] 仇雨临. 回顾与展望：构建更加公平可持续的全民医保体系 [J]. 江淮论坛，2016（1）：126-131.

[18] 李菲. 我国医疗服务分级医疗的具体路径及实践程度分析 [J]. 中州学刊，2014，11（11）：91-93.

[19] 林淑周. 提高基层医疗机构卫生服务能力研究综述 [J]. 福州党校学报，2012（1）：26-30.

[20] 张雪，杨柠溪. 英美分级诊疗实践及对我国的启示 [J]. 医学与哲学，2015，36（7A）：78-79.

[21] 刘兴柱，魏颖. 论卫生资源配置的倒三角 [J]. 中国卫生经济，1996（10）：56-57.

[22] 范春. 公共卫生学 [M]. 厦门：厦门大学出版社，2009.

[23] 托马斯·格林格尔. 德国医疗改革的范式转变及其影响 [J]. 苏健，译. 海外学术之窗，2011：22-24.

[24] 许静. 中国城市医疗保险制度在社区卫生服务体系建设中的作用与影响分析 [D]. 武汉：华中科技大学，2010.

[25] 楚廷勇. 中国医疗保障制度发展研究——基于国际比较的视角 [D]. 大连：东北财经大学，2012.

[26] 陈鸣声. 基层医疗机构合理用药激动性规制研究——基于信息租金和契约设计的视角 [D]. 上海：复旦大学，2013.

[27] 何冰冰，张崖冰，夏苏建，等. 欧盟罕见病保障体系及启示 [J]. 中国卫生政策研究，2012（5）：52-53.

[28] 叶俊. 我国基本医疗卫生制度改革研究 [D]. 苏州：苏州大学，2016.

[29] 中国医保政策亟需战略性改革 [N]. 参考消息，2016-07-25.

[30] 杜文娜，许璐璐. 全科医生制度下全科医学教育的思考 [J]. 黑龙江高教研究，2012（4）：69.

[31] 世界卫生组织. 2010 年世界卫生报告·卫生系统筹资：实现全民覆盖的道路 [EB/OL]. [2015-01-20]. http://www.who.int/whr/2010/zh/.

[32] 毛泽东. 毛泽东选集：第四卷[M]. 北京：人民出版社，1944.

[33] 孙淑卿，冯愉态，陈澎英. 常见病诊断与治疗 [M]. 广州：暨南大学出版社，2005.

[34] 肖月，赵琨. 分级诊疗政策内涵与理论基础初探 [J]. 中华医院管理杂志，2015，31（9）：55—57.

[35] 杨坚，卢珊，金晶，等. 基于系统思想的分级诊疗分析 [J]. 中国医院管理，2016，36（1）：2.

[36] 方鹏骞，邹晓旭，孙宇，等. 我国分级医疗服务体系建设的关键问题 [J]. 中国医院管理，2014，34（9）：2.

[37] 朱莉娅，马爱霞. 法国药品的定价和报销管理机构及程序概况 [J]. 政策与改革，2009（1）：81—84.

[38] 国务院. 国务院关于发展城市社区卫生服务的指导意见 [EB/OL]. [2006 - 02 - 21]. http://www. gov. cn/xxgk/pub/govpublic/mrlm/200803/t20080328 _ 32717. html.

[39] 徐芬，李国鸿. 国外医疗服务体系研究（二）[J]. 国外医学（卫生经济分册），2005，22（4）：144.

[40] 刘小平，吴春容. 黄永昌. 全科医生在预防保健中的作用 [J]. 中国初级卫生保健，1995，9（9）：4.

[41] Brown E J，Kangovi S，Sha C，et al. WONCA 研究论文摘要汇编——患者和医护人员初级医疗程序体验研究 [J]. 中国全科科学编辑部，译. 中国全科科学，2015，18（29）：3523.

[42] 代涛，黄菊，马晓静. 国际全科医生制度发展历程：影响因素分析及政策启示 [J]. 中国卫生政策研究，2015，8（2）：2.

[43] 罗乐宣，林汉城. 国内外基本卫生服务包的研究及其对制定社区公共卫生服务包的启示 [J]. 中国全科医学，2008，11（12A）：2195.

[44] 戴明明，许瑞娥. 中国最新疾病谱：慢病风险激增 [EB/OL]. [2016-09—18]. http://www. ncd. org. cn/Article/index/id/4146.

[45] 潘小炎. 广西全科医生综合素质评价指标体系研究 [D]. 长沙：中南大学，2013.

[46] 伍德威. 家庭医生制度保障初级医疗服务 [J]. 中国医院院长，2010（19）：90.

[47] 谷口汎邦. 医疗设施 [M]. 任子明，庞云霞，译. 北京：中国建筑工业出版社，2004.

[48] 李少东. 论医疗服务需求的刚性和医疗服务费用的弹性 [J]. 中国卫生经济，1997，16（17）：7—9.

[49] 宋涛，顾学荣，杨干忠，等. 政治经济学教程 [M]. 8 版. 北京：中国

人民大学出版社，2008.

[50] 丛亮. 国外医疗保险制度对我国的启示 [J]. 辽宁医学院学报（社会科学版），2009（3）：18—20.

[51] 郭赟. 我国卫生资源区域配置的问题与建言 [J]. 求索，2011（4）：81—82.

[52] 胡建平，饶克勤，钱军程，等. 中国慢性非传染性疾病经济负担研究 [J]. 中国慢性病预防与控制，2007（3）：189—193.

[53] 匡莉. 全科医疗核心特征功能、高绩效作用机制及其政策涵义 [J]. 中国卫生政策研究，2016（1）：2—3.

[54] 何子英，郁建兴. 走向"全民健康覆盖"——有效的规制与积极的战略性购买 [J]. 浙江社会科学，2017（2）：59—65.

[55] WHO，UNICEF. 阿拉木图宣言 [EB/OL].（1978—09—12）[2014—07—01]. http://www. who. int/topics/primary_health_care/alma_ata_declaration/zh/.

[56] 张雪，田文华. 家庭医生及相关概念的界定和比较 [J]. 海军医学杂志，2013（4）：283—284.

[57] 王海峰. 基于分级诊疗体系的基层医疗服务改革分析 [J]. 首都食品与医药，2016（5）：20—21.

[58] 杨敬宇，宋向嵘. 浅论竞争性医疗服务体系建设 [J]. 管理观察，2017（1）：118—122.

[59] 何坪，刘平，潘传波，等. 基层医疗卫生机构综合配套改革与实践分析 [J]. 中国全科医学，2013，16（8A）：2561—2564.

[60] 杨宇霞. 新农合制度下农村基层医疗服务质量及其治理研究 [D]. 重庆：西南大学，2012.

[61] 孙宁霞，赵凯. 英国全科医疗与初级保健制度初探 [J]. 中华全科医学，2010，8（12）：1587—1589.

[62] 李晓宏. 全球已经确认的罕见病约有6000种，80％由先天性遗传缺陷所致被遗忘的"孤儿病" [EB/OL].（2012—05—03）[2018—6—30]. http://news. 163. com/12/0503/04/80I8JK2S00014AED. html.

[63] 陈永正，李珊珊，黄滢. 中国医改的几个理论问题 [J]. 财经科学，2018（1）：76—88.

[64] 大病医保全覆盖引期待，世界各国的医保制度是怎样的？ [EB/OL]. [2015—3—28]. http://pharm. vogel. com. cn/html/2015/03/18/news_

436907. html.

[65] 中国卫生和计划生育委员会. 中国卫生和计划生育年鉴（2015）[M].
北京：中国卫生和计划生育年鉴社，2015.

[66] 国务院办公厅关于印发深化医药卫生体制改革 2016 年重点工作任务的通
知 [EB/OL]. [2016-04-21]. http://www. gov. cn/zhengce/content/
2016-04/26/content_5068131. htm.

[67] 程兆辉. 基于病种的县级医院基本医疗服务范围的界定分析 [J]. 中国
医院管理杂志，2014，30（4）：248-250.

[68] 陆宇. 中国全科医生缺口 18 万收入仅为专科医生一半 [EB/OL].
[2015-09-08]. http://finance. sina. com. cn/chanjing/cyxw/
20150908/023423180987. html.

[69] 王伟光. 以马克思主义世界观方法论为指导，树立和落实科学发展观
[J]. 科学社会主义，2004（1）：29-34.

[70] 雷克斯福特·桑特勒，史蒂芬·纽恩. 卫生经济学——理论、案例和产
业研究 [M]. 3 版. 程晓明，叶露，刘宝，等译. 北京：北京大学出版
社，2006.

[71] 2017 年全国卫生总费用约 5 万多亿元，占 GDP6. 2% [EB/OL]. [2018
-06-21]. https://www. sohu. com/a/235785814_377320. 2018-06-
04/2018-06-21.

[72] 蔡伟芹，马安宁，郑文贵，等. 国外基本卫生服务包的实践 [J]. 卫生
经济研究，2008（4）：13-14.

[73] 世界卫生组织. 2014 年全球非传染性疾病现状报告 [EB/OL]. (2014-
05-15) [2018-07-18]. http://www. who. int/ncd.

[74] 安体富，任强. 公共服务均等化：理论、问题与对策 [J]. 财贸经济，
2007（8）：48.

[75] 代英姿，王兆刚. 中国医疗资源的配置：失衡与调整 [J]. 东北财经大
学学报，2014（1）：47-53.

[76] 顾昕. 国际卫生保健体制之综观：比较与借鉴——美国、英国、荷兰、
墨西哥 [J]. 当代医学杂志，2007（2）：34-47.

[77] 王文娟，曹向阳. 增加医疗资源供给能否解决"看病贵"问题？——基
于中国省际面板数据的分析 [J]. 管理世界，2016（6）：98-106.

[78] 重庆首批选择 50 个病种试点基层首诊 [EB/OL]. (2015-12-08)
[2017-07-15]. http://cq. sina. com. cn/city/csgz/2015-12-08/city-

ifxmihae9253667. html.

[79] Wonca. Wonca Annual Report June 2016—June 2017 [EB/OL]. [2017−12−30]. https://www. wonca. net/AboutWonca/brief. aspx.

[80] 国家统计局. 调查地区两周就诊率（2003 年）[EB/OL]. [2012−08−27]. http://www. stats. gov. cn/ztjc/ztsj/hstjnj/sh2008/201208/t20120827_73448. html.

[81] 国家统计局. 调查地区两周就诊率（2008 年）[EB/OL]. [2012−09−03]. http://www. stats. gov. cn/ztjc/ztsj/hstjnj/sh2009/201209/t20120903_73094. html.

[82] 国际罕见病日：中国罕见病患者约 1904 万人 常见的罕见病有哪些？[EB/OL]. [2018−02−28]. http://dy. 163. com/v2/article/detail/DBO4163M0514BRDN. html.

[83] 王海银，金春林，彭颖. 欧美等 9 国医疗服务系统特征、支付机制及对我国的启示 [J]. 卫生软科学，2016，30（4）：213−214.

[84] 四川省卫生信息中心. 四川卫生统计年鉴（2012）[M]. 成都：西南交通大学出版社，2013.

[85] 曹春. 社会保障筹资机制改革研究 [D]. 北京：财政部财政科学研究所，2016.

[86] 王元龙. 论马克思的资源配置理论 [J]. 当代经济研究，1995（2）：1−7.

[87] 徐芬，李国鸿. 国外医疗服务体系研究（一）[J]. 国外医学（卫生经济分册），2015，22（3）：97−99.

[88] 郭永松. 国内外医疗保障制度的比较研究 [J]. 医学与哲学（人文社会医学版），2007（8）：2−4.

[89] 顾昕. 英国医改对中国的启示有多大 [EB/OL]. [2016−11−22]. http://news. medlive. cn/all/info−news/show−121237_97. html.

[90] 邓峰，吕菊红，高建民，等. 我国与发达国家医疗资源和卫生费用比较分析 [J]. 中国卫生经济，2014，33（2）：91−92.

[91] 刘利群. 英国全科诊所人员配置、职责及管理 [EB/OL]. [2016−05−17]. http://www. cqcha. com. cn/html/xwzx/xhdt/16/05/782. html.

[92] David N. 英国全科医生高薪何来 [EB/OL]. [2016−03−07]. http://www. jkb. com. cn/news/overseas/2016/0307/385386. html.

[93] 昝馨，朱恒鹏. 美国医疗费用全球最贵，原因何在？[EB/OL]. [2017−1−17]. http://www. cn−healthcare. com/article/20170111/content−

488753. html.

[94] 张嵬，马玉琴，段光锋，等. 英国 NHS 体系对我国卫生服务的启示 [J]. 解放军医院管理杂志，2012，19（6）：5.

[95] 谢春艳，何江江，胡善联. 英国卫生服务支付制度经验与启示 [J]. 中国卫生经济，2015，34（1）：93-94.

[96] 李滔，王秀峰，赵坤. 英国卫生体制对我国医改的启示 [J]. 中国全科医学，2015，18（34）：4158-4159.

[97] 朱凤梅，夏雨青，王震. 英国全科医生怎样运转 [N]. 健康报，2015-12-07.

[98] 韩洪讯. 解读欧美全科医生 [J]. 中国医药指南，2007（7）：20-23.

[99] 高连克，杨淑琴. 英国医疗保障制度变迁及其启示 [J]. 北方论丛，2005（4）：110-113.

[100] 郑晓曼，王小丽. 英国国民医疗保健体制（NHS）探析 [J]. 中国卫生事业管理，2011（12）：919-921.

[101] 米歇尔·萨维. 法国区域规划 50 年 [J]. 国际城市规划，2009，24（4）：3-13.

[102] 姜红玲. 从医生费用控制视角谈社区卫生事业发展方向——基于英国全科医生制度的经济分析 [J]. 中南财经政法大学研究生学报，2007（6）：81-84.

[103] 华颖. 英国全民医疗服务（NHS）的组织管理体制探析——兼论对中国的启示 [J]. 中国医疗保险，2014（1）：68.

[104] 李洁，David Q. NHS 制度背景下英国医药产业政策体系探析与启示 [J]. 中国卫生事业管理，2016（11）：808.

[105] 孙晓明. 发达国家和地区医疗体制与保险制度 [M]. 上海：上海科学技术出版社，2005.

[106] 甘筱青. 城乡医疗双向转诊的机制与模式 [M]. 南昌：江西人民出版社，2014.

[107] 周绿林，李绍华. 医疗保险学 [M]. 北京：科学出版社，2006.

[108] 张录法，黄丞. 医疗卫生体系改革的四种模式 [J]. 经济社会体制比较，2005（1）：75-80.

[109] 姚军生，刘刚，陈虹，等. 国外全科医生培养概况及其对我国全科医学教育的启示 [J]. 中华医学教育杂志，2014，34（3）：474-477.

[110] 聂春雷，姚建红，冯光，等. 法国的卫生服务和医疗保险体系 [J]. 中

国卫生经济，2005，24（5）：67－68.

[111] 赵斌，李蔚. 社会医疗保险背景下的分级诊疗制度国际借鉴及中国困境
[J]. 中国医疗保险，2017（5）：14－19.

[112] 法国卫生组织和体系——（GIP）SANTé ET Protection Sociale
Internationale［EB/OL］.［2013－12－05］. https：//www. docin. com/
p－735757900. html.

[113] 谢斌. 法国区域卫生规划模式［J］. 中国医院院长，2011（6）：53.

[114] Eric T. 法国：医疗是赤字负担，还是经济杠杆？［EB/OL］.［2014－
07－29］. http：//www. cn－healthcare. com/article/20140729/content－
459005. html.

[115] 米玉红，王以新，王京，等. 从法国区域卫生规划探讨我国急救专业未
来发展模式［J］. 心肺血管病杂志，2012，31（1）：82－84.

[116] 李久辉，樊民胜. 法国医疗保险制度的改革对我们的启示［J］. 医学与
哲学，2010，31（8）：44－46.

[117] 刘平斋，谢洪恩. 学习毛泽东同志一切从实际出发的理论和实践［J］.
贵州社会科学，1982（1）：47－50.

[118] 荆涛，朱庆祥，赵洁，等. 论社会医疗保险和商业健康保险的有效衔
接——以荷兰、法国、爱尔兰、澳大利亚的做法为例［J］. 中国医疗保
险，2012（4）：64－67.

[119] 陈祥君，叶露. 法国药品管理体制及其对中国的借鉴［J］. 中国卫生资
源，2010（5）：148－150.

[120] 中共中央文献研究室. 建国以来重要文献选编［M］. 北京：中央文献
出版社，1993.

[121] 顾海. 国外药品采购谈判实践及启示［J］. 中国医疗保险，2011（9）：68.

[122] 李姿姿. 法国社会保障制度改革及其启示［J］. 经济社会体制比较（双
月刊），2010（2）：108－110.

[123] 范义. 论习近平总书记"按照实际决定工作方针"［EB/OL］.［2018－
06 － 08］. http：//theory. people. com. cn/n/2015/0203/c40537 －
26500670. html.

[124] 张奇林. 美国医疗保障制度评估［J］. 美国研究，2005（1）：94－113.

[125] 吴斌. 中国卫生费用占 GDP 比重升至 6.2%，但效率还有待提高［N］.
南方都市报，2017－08－18.

[126] 孙婷，石欧敏，王洪锐. 国外家庭医生服务模式对中国的启示［J］. 黑

龙江医学，2015，39（7）：852—853.

[127] 曲玉国. 国外医疗卫生服务提供合作机制的比较研究及借鉴意义 [J]. 中国医疗前沿，2009，4（7）：129—133.

[128] 一位美国医生的自述：我在美国当医生 [EB/OL]. [2015—10—02]. https://www.cn—healthcare.com/article/20151002/content—478438.html.

[129] 杨舒杰，陈晶. 论我国医药分业的必要性及其策略 [J]. 中国医药导报，2008，5（22）：108—109.

[130] 中国目前有 20 万渐冻人 90％人存活不超过 5 年 [EB/OL]. [2014—09—03]. http://news.fh21.com.cn/zt/jdz/445447.html.

[131] Theda S, Boomerang. Clinton's health security effort and the turn against government in U. S. politics [M]. New York：W. W. Norton&Company，1996.

[132] Abajobir, Amanuel A. Global, regional, and national incidence, prevalence, and yearslived withdisability for 328 diseases and injuries for195 countries, 1990 — 2016：a systematic analysis for the Global Burden of Disease Study 2016 [J]. The Lancet，2017，390 （10100）：1211—1259.

[133] World Bank. World development report 1993：investing in health [M]. Oxford：Oxford University Press，1993.

[134] U. S. Census Bureau, current Population Survey, March and Annual Economic Supplements [EB/OL]. http://www.census.gov/cps/methodology/techdocs.html.

[135] Ernesto M. Patient empowerment，an additional characteristic of the European definitions of general practice/family medicine [J]. European Journal of General Practice，2013，19（2）：128—131.

[136] WHO. Integrated health services：What and why? [EB/OL]. [2015—02—25]. http://www.who.int/health systems/technical—brieLfinal. pd.

[137] Green S, Leopando Z, Clearihan L. The trend of hospitalization insurance [J]. WONCA Asia Pacific Journal of Family Medicine，1995 （6）：8—11.

[138] Bowyer N K. Defining primary care [J]. Journal of the American Optometric Association，1997，68（1）：6—9.

[139] IOM. Primary Care: America's health in a new era [EB/OL]. [2014 −01−10]. http://www. nap. edu/catalog. php? Record _ id =5152.

[140] The European definition of general practice /family medicine [EB/ OL]. [2014−05−16]. http://www. doc88. com/p−6942036199171. html.

[141] Petchey R. Collings report on general-practice in England in 1950: unrecognized, pioneering piece of British social research [J]. British Medical Journal, 1995, 311 (6996): 40−42.

[142] Stephens G G. Family medicine as counterculture: 1979 [J]. Family Medical, 1998, 30 (9): 629−636.

[143] Folsom M B. National commission on community health services: health is a community affair [M]. Cambridge Mass: Harvard University Press, 1966.

[144] Olivier N, Béjean S, Daniel B, et al. Achieving universal health coverage in France: policy reforms and the challenge of inequalities [J]. The Lancet, 2016 (2): 1−3.

[145] Erin S, Jean-Frédérie L, Natalie C, et al. Innovative and diverse strategies toward primary health care reform: lesson learned from Canadian experience [J]. The Journal of the American Board of Family Medicine, 2012, 25 (1): 27−33.

[146] Starfield B, Shi L Y, Macinko J. Contribution of primary care to health systems and health [J]. The Milbank Quarterly, 2005, 83 (3): 457−502.

[147] Lam J, Collins R A. Effective primary health care is essential for a high-quality, equitable, and cost-effective health care system [J]. Hong Kong Medical Journal, 2011, 17 (3): 3.

[148] Yip W, Hsiao W, Meng Q, et al. Realignment of incentives for health-care providers in China [J]. The Lancet, 2010, 375 (27): 1120−1130.

[149] Anthony J C, Joseph P N. Handbook of health economics [M]. Amsterdam: Elsevier, 2000: 717−721.

[150] Folland, Sherman G, Allen C, et al. The economics of health and health care [M]. New York: Pearson Education, 1997.

[151] Roland M, Guthrie B, Thome D C. Primary medical care in the

United Kingdom [J]. The Journal of the American Board of Family Medicine, 2012, 25 (1): 6-11.

[152] Joe C. The pharmaceutical price regulation scheme [J]. British Medical Journal, 2007, 334 (7591): 435-436.

[153] Karen B, Alan M. Universal coverage and cost control: The United Kingdom national health service [J]. Journal of Health and Human Services Administration, 1998, 20 (4): 423 -441.

[154] Welsby P D, Welsby A. The changing health service [J]. Postgraduate Medical Journal, 1994, 70 (819): 31.

[155] McPake B, Charles N, Lilani K. Health economics: an international perspective [M]. London: Routledge, 2008.

[156] Dourgnon P, Naiditch M. The preferred doctor scheme: a political reading of a French experiment of gate-keeping [J]. Health Policy, 2010, 94 (2): 129.

[157] Batic S. Pricing medicare services: Insiders reveal how it's done [J]. Managed Health Care Executive, 2013: 28-30, 33-34, 36-40.

[158] Palier B. Ambiguous agreement, cumulative change: French social policy in the 1990s [M] // Streeck W, Thelen K. Beyond continuity, institutional change in advanced political economics. Oxford: Oxford University Press, 2005.

[159] Didier B. L'assurance santé en France: un financement introuvable? [J]. Revue D'économie Financière, 2005 (80): 89-98.

[160] Canfield P R. Family medicine: an historical perspective [J]. Journal of Medical Education, 1976, 51 (11): 904-911.

[161] Bruce S. An introduction to the US health care system [J]. JAMA The Journal of the American Medical Association, 1983, 249 (14): 1931.

[162] Freund D A. Health plan: the only practical solution to soaring cost of medical care [J]. Health Services Research Journal, 1981, 16 (1): 101-102.

[163] Alain C. Theory and practice of managed competition in health care finance [J]. Journal of Health Politics Policy and Law, 1990, 15 (3): 675-677.